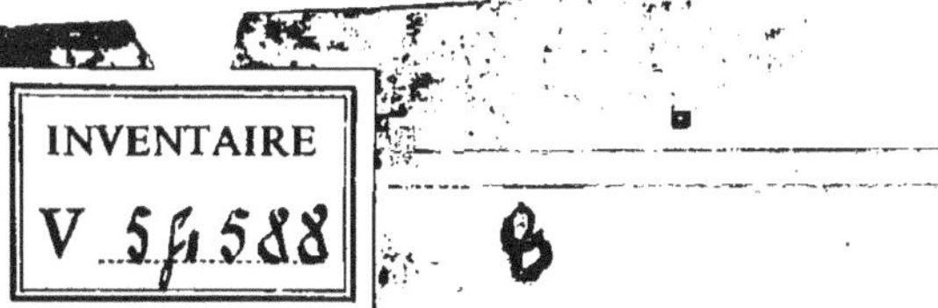

RAPPORTS OFFICIELS

PROCÈS VERBAUX, NOTES ET DOCUMENTS DIVERS

RELATIFS

AU CHAUFFAGE ET A LA VENTILATION

DES

ÉTABLISSEMENTS PUBLICS ET PRIVÉS

PAR

LE SYSTÈME PERFECTIONNÉ

Du Docteur VAN HECKE.

(Breveté s.g.d.g.)

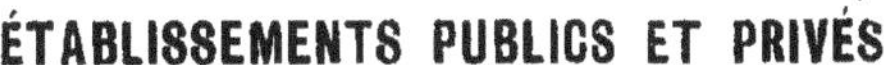

PARIS

IMPRIMERIE DE E. BRIÈRE,

RUE SAINT-HONORÉ, 257.

1862.

RAPPORTS OFFICIELS

PROCÈS-VERBAUX, NOTES ET DOCUMENTS DIVERS

RELATIFS

AU CHAUFFAGE ET A LA VENTILATION

DES

ÉTABLISSEMENTS PUBLICS ET PRIVÉS

PAR

LE SYSTÈME PERFECTIONNÉ

Du Docteur VAN HECKE.

(Breveté s.g.d.g.)

PARIS

IMPRIMERIE DE E. BRIÈRE,

RUE SAINT-HONORÉ, 257.

1862.

NOTICE PRÉLIMINAIRE.

La question de la ventilation dans les établissements publics ou privés, dont on se préoccupait à peine il y a quelques années, est devenue, dans ces derniers temps, un objet de sollicitude pour toutes les administrations.

Des faits graves, dont on était loin de soupçonner l'existence, ont fait sentir qu'il est indispensable d'aviser aux moyens propres à garantir les populations des causes de destruction qui les entourent. Il ne suffit pas d'ouvrir aux souffrances du pauvre des asiles où lui soient prodigués les secours assidus et les soins éclairés de la science médicale, mais il faut encore, de toute nécessité, pourvoir au renouvellement suffisant de l'atmosphère dans les salles de réunion, où tant de causes de viciation et d'altération prennent continuellement naissance. Citons quelques faits à l'appui de cette thèse :

L'air est le premier élément de la vie, et son action est INCESSANTE. *Pur*, il est un principe d'existence; *vicié*, il est un poison ; d'où il suit que la respiration d'un air pur est aussi nécessaire à l'entretien de la vie que l'alimentation même. On peut ajouter que l'air pur est, en quelque sorte, un *aliment* lui-même : il est prouvé qu'un habitant de la campagne, vivant au milieu d'une atmosphère salubre, jouit d'une meilleure santé que l'ouvrier des villes, vivant dans des espaces mal aérés, et l'on ne saurait contester que le premier est généralement *moins bien nourri* que le second. La statistique prouve encore qu'à la campagne la mortalité est, en moyenne, de 1 sur 45, tandis que dans les villes elle est de 1 sur 35. D'où cette conclusion générale :

DANS L'AIR PUR, *avec* MOINS *de nourriture, un homme obtient meilleure santé et plus longue vie qu'avec* PLUS *de nourriture* DANS L'AIR VICIÉ.

Que de conséquences à tirer de ce simple rapprochement; que d'enseignements à y puiser! Ce seul motif justifie déjà, sans doute, l'importance acquise aux yeux des administrations par la question de l'aérage de tous les locaux habités. D'autres faits non moins graves ont éveillé de justes sollicitudes, et n'ont pu laisser dans l'esprit aucun doute sur l'opportunité d'une amélioration hygiénique que réclament les progrès de la science et les vœux de l'humanité. Rappelons brièvement ces faits :

Tous les médecins reconnaissent que l'altération de l'air est une source féconde de maladies des plus pernicieuses. Ainsi, les fièvres typhoïdes, les ophthalmies, la gangrène, les fièvres puerpérales, les dyssentéries et autres fléaux, éclatent souvent, sous forme épidémique, dans les hôpitaux, les casernes, les maisons d'accouchement, les navires, etc.

Dans les ateliers, dans les fabriques, l'ouvrier, faute d'un air pur, s'épuise, et souvent la phthisie l'enlève prématurément à une famille dont il était le soutien. Ce qui le prouve, c'est l'enquête officielle faite par ordre du Parlement anglais : elle constate qu'à Manchester sur 1,000 cas de mort d'ouvriers 455 résultent de maladies qui attaquent les organes de la respiration. Cette même enquête, par les tables de mortalité, démontre à quels dangers, à quelles chances de mort sont fatalement voués les hommes, les femmes et les enfants qui travaillent dans ces fabriques. En effet, ces tableaux constatent que si la mortalité, pour toute l'Angleterre, est, en moyenne, de 1 sur 41, la chance de mort, pour les ouvriers de Birmingham et de Manchester, est de 1 sur 19, et pour ceux de Sheffield de 1 sur 14, ce qui équivaut à dire que la vie de ces ouvriers est deux fois plus exposée dans ces usines que ne l'est celle du soldat dans les plus sanglantes batailles où la mort ne frappe, en moyenne, que 1 sur 30. Chacun de ces ouvriers assiste donc tous les ans, *sans qu'il s'en doute*, à DEUX BATAILLES DES PLUS MEURTRIÈRES dont l'histoire fasse mention !

Et cet enfant que nous envoyons dans les colléges, dans les écoles pour y puiser l'instruction : ses facultés intellectuelles se développent, mais son accroissement physique s'arrête et sa santé dépérit. Admettrons-nous que l'un est la conséquence de l'autre, que l'intelligence et la force physique constituent, pour chaque individu, une somme constante composée de deux termes dont le second doit diminuer lorsque le premier augmente ?

Que penser encore des salles de spectacle et de réunion où nous allons pour trouver un agréable délassement à nos occupations sérieuses, et dans lesquelles, pour augmenter encore la viciation de l'air, des centaines de becs de gaz versent sans cesse des torrents d'acide carbonique et de vapeur d'eau qui s'ajoutent à ceux que produisent les spectateurs eux-mêmes? Aussi, avec quel plaisir, avec quelle avidité s'empresse-t-on d'aller, par intervalle, respirer à pleins poumons un peu d'air frais au dehors. Mais là est précisément un danger de plus, car personne n'ignore que le passage subit d'une température, généralement trop élevée dans nos salles mal aérées, à l'air frais du dehors, donne très-fréquemment lieu aux indispositions les plus sérieuses, indépendamment de celles dont on contracte souvent le germe pendant les représentations, et dont l'effet se manifeste quelquefois dix et même quinze jours après.

Certes, si l'on pouvait *voir* tout ce que l'air, dans une salle quelconque remplie de monde, contient, quand elle n'est pas aérée, de miasmes fétides, d'émanations délétères, de gaz irrespirables, on aurait, sans aucun doute, autant de répugnance à y entrer que l'on en éprouverait *à la vue* d'une eau bourbeuse dans laquelle on devrait se baigner.

Mais, de ce qu'on ne *voit* pas le mal, en est-il moins réel? offre-t-il moins de danger? est-on plus à l'abri de ses fatales atteintes? Évidemment non! Si l'air, dans une salle, est vicié et corrompu (ce qui est inévitable et arrive plus ou moins promptement, en raison du nombre de personnes qui y respirent), les CONSTITUTIONS LES PLUS ROBUSTES en sont affectées, et le mal, quoique latent d'abord, ne saurait être contesté. Or, si ces conditions sont à redouter pour les constitutions les plus robustes, quels dangers ne doivent-elles pas offrir pour les ENFANTS, pour les VIEILLARDS, pour les MALADES, pour les OUVRIERS énervés par les fatigues et les privations; en un mot, pour toutes les personnes d'une CONSTITUTION DÉLICATE qui sont d'une nature bien autrement impressionnable?

Poser la question, c'est la résoudre: nous comprenons en même temps pourquoi les hygiénistes réclament si hautement des réformes dans les dispositions des locaux insalubres, et de quelle importance il est, pour les gouvernements comme pour les administrations, de chercher à améliorer les conditions dans lesquelles se trouvent trop souvent encore placés aujourd'hui les établissements publics ou privés destinés aux grandes réunions.

Mais quelles sont les causes de cette altération de l'air dans les locaux habités? Ces causes sont nombreuses, et quelques-unes peuvent être mesurées exactement.

A cette dernière catégorie appartiennent les diverses modifications de l'air dans ses éléments constitutifs, ainsi que les variations dans les quantités d'humidité qu'il contient. On sait que l'homme, par la respiration, prend de l'oxygène à l'air qui l'environne, et le remplace par de l'acide carbonique. La quantité expirée de ce gaz délétère s'élève, en moyenne, à 500 litres pár jour pour chaque individu adulte. En outre, par sa transpiration, il émet chaque jour environ 1,300 grammes d'eau à l'état de vapeur qui emporte en même temps avec elle une partie de la chaleur produite par l'organisme.

Les autres causes de viciation qui, jusqu'à ce jour, ont échappé à nos moyens d'analyse et de mesure, n'en sont pas, pour cela, moins positives. Ce sont :

1° La chaleur humaine, la transpiration cutanée et pulmonaire, ainsi que l'odeur *sui generis* qui en est la conséquence ;

2° Les corps étrangers inorganiques de toute nature que l'air tient en suspension et qui troublent si profondément les organes de la respiration ;

3° Les émanations putrides qui résultent de l'évaporation des surfaces liquides ou mouillées des différents objets, meubles, ustensiles et instruments affectés à l'usage de l'homme sain ou malade;

4° Les produits excrémentiels gazeux, liquides ou solides, normaux ou morbides, résultant d'opérations naturelles ou chirurgicales;

5° Les matières animales produites par les êtres vivants et dont la présence se manifeste dans l'air confiné par une odeur particulière, désagréable, même quand il s'agit d'individus sains. L'importance de cette dernière cause augmente et domine toutes les autres quand il s'agit d'une réunion de malades.

Telles sont les principales causes du mal. Examinons maintenant quels sont les remèdes à y apporter.

On admet généralement que l'état de l'air confiné, le plus favorable à l'entretien régulier de nos fonctions respiratoires, est celui qui se rapproche le plus de l'air ordinaire. Mais cette composition normale étant impossible à réaliser dans un local où il existe une cause permanente d'altération, les hygiénistes et les chimistes ont réuni leurs études pour déterminer les limites dans lesquelles il faut entretenir la composition de l'air dans un espace habité. En d'autres termes, des expériences de ventilation, indépendantes de toute idée théorique préconçue, ont été faites dans le but de constater la quantité d'air nouveau qu'il importe de fournir à un certain nombre de personnes rassemblées. afin de maintenir leur respiration dans des conditions normales. Ces expériences directes ont démontré que ces conditions étaient remplies quand on établit dans ces salles un renouvellement d'air représentant 20 à 30 mètres cubes par heure et par individu adulte, et 10 à 15 mètres cubes par heure et par enfant.

Cette quantité suffit aux exigences d'une bonne hygiène, lorsqu'il s'agit de personnes *valides*. Mais, hélas! combien peu de lieux de réunion publics ou privés présentent ces conditions sanitaires!

Si, au lieu de considérer une réunion de personnes bien portantes, il s'agit d'une salle de *malades*, le problème se complique, puisque les causes de viciation de l'air deviennent plus nombreuses et plus intenses. Quel médecin, quel visiteur des hôpitaux n'a pas été péniblement affecté par l'odeur qui s'exhale de la plupart des salles de malades, et cela, malgré les soins minutieux de propreté auxquels on a recours? Là, ce ne sont plus 20 ni 40 mètres cubes qu'il importe de renouveler par heure et par malade adulte, mais 60 mètres, et même davantage, quand il s'agit de maladies contagieuses, de salles chirurgicales ou de maternité; c'est au défaut d'une bonne ventilation qu'il faut attribuer le plus souvent l'aggravation de certaines affections qui n'étaient que fort légères au moment de l'entrée du malade, ainsi que la longueur des convalescences, la facilité des rechutes et le peu de réussite (dans les hôpitaux et salles de maternité) de certaines opérations chirurgicales et d'obstétrique, pour lesquelles on compte un nombre bien supérieur de succès dans la pratique civile.

Les circonstances fâcheuses que nous venons d'énumérer ne sont plus l'objet d'un doute pour personne, et, comme nous le disions plus haut, toutes les administrations comprennent que le moyen le plus efficace pour éviter ces causes de destruction, c'est l'emploi d'un bon système d'aérage dans tous les locaux destinés, pour quelque motif que ce soit, à servir de lieu de réunion.

Le problème à résoudre est celui-ci :

Enlever d'une salle l'air vicié par les êtres vivants ou par toute autre cause; le remplacer par un air pur, *convenablement chauffé* en hiver; *à la température du jour*, lorsque la saison le permet; *refroidi* pendant les grandes chaleurs de l'été; et offrant, dans tous les temps, *le degré hygrométrique désirable*, de manière à assurer aux salles toutes les conditions de la plus complète salubrité.

APERÇU DU SYSTÈME PERFECTIONNÉ

Du Docteur VAN HECKE

(Breveté s.g.d.g.)

Le système se compose de plusieurs inventions, dont les principales sont :

A. Un APPAREIL VENTILATEUR plus *simple*, plus *puissant* et plus *économique* que tous ceux connus jusqu'à ce jour pour aérer, et conséquemment assainir les hôpitaux, les hospices, les prisons, les casernes, les ateliers, les fabriques, les navires, les théâtres, les écoles, les églises, les bibliothèques, les magnaneries, en un mot, tous les établissements et locaux dans lesquels l'air, se viciant d'une manière plus ou moins rapide, a nécessairement besoin d'être remplacé par de l'air pur.

(Voir les Rapports ci-après, pages 54, 55, 56, 65, 70.)

B. Un CALORIFÈRE *à double effet et à air chaud*, présentant sur tous les autres systèmes les avantages suivants :

1° De pouvoir, à l'aide de dispositions inconnues jusqu'ici, distribuer la chaleur dans toutes les pièces qu'il dessert, de manière que, fussent-elles situées en sens horizontal, à 50 ou 60 mètres de distance du foyer, ces pièces aient le même degré thermométrique que celles qui se trouvent à proximité de l'appareil.

(Voir le Rapport de la Commission du ministère de l'intérieur, p. 48.)

2° De faire pénétrer dans les salles l'air nouveau dans toute sa pureté constitutive et à basse température, de sorte qu'il ne présente jamais la moindre altération ni odeur provenant d'un air trop échauffé ou brûlé.

(Voir le Rapport relatif à l'hôpital Necker, pages 24, 25.)

3° D'offrir une économie considérable dans les dépenses d'entretien et de service journalier.

(Voir pages 30 à 36, 40 à 42, 62 à 65, 72, 73.)

C. Des SIÉGES (de diverses formes et dimensions) pour les cabinets d'aisance, qui sont généralement d'une fétidité insupportable et qui deviennent, par l'emploi du système, complétement inodores.

(Voir les Rapports de Beaujon, pages 18, 22; de Necker, pages 30, 45; et de l'Asile Impérial du Vésinet, pages 49, 50.)

D. Les instruments de précision et de contrôle, tels qu'un ANÉMOMÈTRE, un COMPTEUR marquant, par unités, jusqu'à 100 millions de révolutions sans perdre son indication, ainsi qu'un CADRAN INDICATEUR qui permet de juger, par un simple coup d'œil, si le renouvellement de l'air s'effectue dans les conditions prescrites par l'administration.

(Voir les Rapports pages 18, 23, 25, 43, 53, 54.)

DERNIÈRES REMARQUES.

1° Le système du docteur Van Hecke agit, à volonté, par *appel* ou par *injection.*

2° La *ventilation* et le *chauffage* s'appliquent séparément, suivant les demandes ou les besoins des administrations.

3° L'application garantit le complet assainissement des salles et des cabinets d'aisance, sans avoir besoin d'ouvrir les fenêtres; de cette façon, l'on évite les courants d'air, toujours si nuisibles aux malades.

4° En raison de sa simplicité, le système du docteur Van Hecke s'applique sans difficulté tant aux bâtiments existants qu'aux bâtiments à construire; et, dans ce dernier cas, les conduits ayant pu être ménagés d'avance dans les murs qu'on élève, la dépense se réduit en quelque sorte à l'achat et l'installation des appareils.

5° Si, dans les hôpitaux, nous employons de petites machines à vapeur pour faire marcher le ventilateur, nous utilisons la vapeur perdue pour chauffer l'eau des bains, des offices, etc., de manière que l'assainissement des salles s'obtient *sans dépense*. Ce qui le prouve, c'est l'extrait suivant du rapport comparatif de la commission de l'Assistance publique relatif à l'hôpital Necker, conçu comme suit :

« *Dépenses d'entretien.* — Avant l'installation des ap-
» pareils du docteur Van Hecke, les salles d'hommes de
» l'hôpital Necker étaient chauffées par des calorifères
» ordinaires. Elles n'étaient point ventilées et offraient
» toujours l'odeur que l'on remarque dans les salles de
» malades. Les latrines, voisines de ces salles, présen-
» taient surtout une odeur infecte. On avait établi pour
» le service des bains un générateur à vapeur spécial,
» destiné à chauffer le réservoir d'eau. La consomma-
» tion de combustible était pour ce dernier service de
» *4,000 kilogrammes de houille par mois*, pour donner
» par jour 100 bains ordinaires et 57 bains de vapeur.
» Ces chiffres sont pris sur les registres spéciaux tenus
» d'après les ordres du directeur.

» Depuis que les appareils du docteur Van Hecke sont
» établis, les salles sont assainies et l'odeur des latrines
» a disparu.

» La machine à vapeur, que l'on a fait marcher jus-
» qu'ici quatorze heures par jour, envoie sa vapeur
» détendue dans les réservoirs des bains et fournit ainsi

» assez d'eau chaude pour donner *plus de bains* qu'on » n'en donnait auparavant. Dans ces circonstances, la » machine actuelle ne consomme par mois que 3,000 » kilogrammes de houille, au lieu de 4,000 kilog. que » demandait l'ancien générateur.

» Ainsi, en comparant l'état actuel des choses avec » ce qui existait auparavant, on voit que l'installation » des appareils du docteur Van Hecke procure un as- » sainissement complet des salles et des cabinets d'ai- » sance au moyen d'une ventilation de plus de 90 mè- » tres cubes d'air par heure et par lit; qu'elle assure » d'une manière bien plus large le service des bains, » et que ces résultats sont obtenus avec *une économie* » *de 1,000 kilog. de houille par mois*.

» D'après cela, on voit que l'assainissement des salles » de malades, que l'administration de l'Assistance pu- » blique considérait, à juste titre, comme un progrès » assez important pour justifier des sacrifices pécu- » niaires considérables, peut être obtenu désormais » dans de très-bonnes conditions, puisque la ventila- » tion de l'hôpital Necker, AU LIEU D'OCCASIONNER UNE » DÉPENSE, RÉALISE SUR LA DÉPENSE ANTÉRIEURE UNE ÉCO- » NOMIE NOTABLE DE COMBUSTIBLE. Cette économie n'est » pas la seule que l'on pourrait obtenir, comme nous » le verrons plus loin. »

(Voir pour l'ensemble du système le rapport sur l'hôpital Necker, p. 42.)

Dans ce rapport, la commission COMPARE LES DIVERS SYSTÈMES qui fonctionnent actuellement dans les hôpitaux de Paris, en établissant : 1° *leurs dépenses de premier établissement ; 2° leurs frais d'entretien et de service, 3° leurs résultats obtenus.*

Il ne nous reste plus qu'un mot à ajouter :

Quels que soient les avantages hygiéniques et économiques que présente notre système, et le désir qu'ont pu avoir les administrateurs d'en faire l'application aux établissements qu'ils régissent, un grand nombre d'entre eux n'ont pu prendre cette détermination, parce que leur budget ne leur permettait pas de payer *immédiatement* ces travaux, si peu coûteux qu'ils fussent d'ailleurs.

Cet obstacle ne devra plus les arrêter désormais.

Le crédit que de grands établissements financiers apportent aujourd'hui à la Société Van Hecke et Salives permettra d'accorder à toutes les administrations les facilités de paiement qu'elles jugeront convenables, et elles pourront, au besoin, s'acquitter *par des annuités* que leurs budgets pourront toujours consacrer à ces travaux.

Les Directeurs soussignés seront toujours prêts à se rendre sur les lieux à la demande des administrations qui désireraient se renseigner plus complétement sur les conditions et les avantages de l'emploi de notre système.

Le Docteur **VAN HECKE,**

ARWED SALIVES,

Directeurs de la Société de *Chauffage* et de *Ventilation*.

15, Rue Boursault, à Paris.

RAPPORTS OFFICIELS.

ADMINISTRATION GÉNÉRALE DE L'ASSISTANCE PUBLIQUE A PARIS.

PROCÈS-VERBAL

De réception des appareils de ventilation et de chauffage de M. VAN HECKE, à l'hôpital Beaujon.

Les soussignés, réunis en commission en vertu d'une décision de M. le directeur général de l'administration de l'assistance publique, à l'effet de procéder à la réception d'appareils de ventilation et de chauffage établis dans un pavillon de l'hôpital Beaujon, par M. Van Hecke, suivant un marché à forfait passé avec l'administration de l'assistance publique ;

Après avoir pris connaissance de la soumission de l'entrepreneur, en date du 22 mars 1855 ; après avoir examiné en détail l'ensemble du système qui comprend une machine à vapeur comme force motrice, un ventilateur et ses accessoires, plus un calorifère à air chaud ; après s'être rendu compte du degré de soin apporté dans l'exécution des travaux ; après avoir étudié et suivi la marche des appareils pendant plusieurs mois, tant dans la saison d'été que pendant l'hiver, et avoir procédé, ensemble ou séparément, à de nombreuses séries d'expériences pour constater les résultats produits sous le double rapport de la ventilation et du chauffage ;

S'en référant au certificat de réception provisoire déjà délivré par la commission en mai 1856, et pour la description des appareils ainsi que pour les détails des expériences, au rapport rédigé par l'un des membres de la commission, M. Grassi, et adressé à M. le directeur général (1) ;

(1) Voir ci-après les expériences comparatives des deux systèmes (par *appel* ou par *insufflation*), ainsi que les conclusions de ce Rapport.

Déclarent à l'unanimité :

1° Que les travaux entrepris par M. Van Hecke pour la ventilation et le chauffage du 4e pavillon de l'hôpital Beaujon ont été exécutés en bons matériaux, suivant les règles de l'art et en conformité des indications de sa soumission ;

2° Que le renouvellement d'air que le ventilateur produit dans les salles s'effectue aisément à raison de 60 m. c. par heure et par malade, ainsi que s'y était engagé l'entrepreneur ;

Que la ventilation pourrait même être portée au delà de 80 m. c.

Qu'elle s'obtient, au choix de l'administration, ou par insufflation d'air pur, ou par aspiration de l'air vicié, sans qu'il en résulte jamais de courant sensible dans les salles ;

Qu'elle enlève la mauvaise odeur des cabinets d'aisance, tout en permettant de maintenir dans ces cabinets une température à peu près égale à celle des salles ;

3° Que le chauffage, conformément à la soumission, produit une chaleur uniforme de 15 à 16 degrés dans les trois étages, à l'aide d'un courant d'air pur pris dans les promenoirs, puis échauffé dans un calorifère, et dont on peut à volonté modifier l'état hygrométrique ;

4° Que les appareils accessoires du système de M. Van Hecke, savoir :

L'*Anémomètre*, destiné à mesurer la quantité d'air qui passe dans la cheminée d'aérage ;

Le *Compteur*, qui enregistre de lui-même le nombre de révolutions de l'anémomètre, et le constate en l'absence de toute surveillance ;

Le *Dynamomètre*, qui renseigne, par le mouvement d'une aiguille oscillant devant un cadran, sur la vitesse du courant dans la cheminée ;

Ont été établis ainsi que l'indique la soumission, fonctionnent avec régularité et complètent d'une manière heureuse l'ensemble des appareils de ventilation, en donnant la facilité de reconnaître, à chaque instant, avec une exactitude suffisante, et sans le secours d'aucun instrument, le degré de force de la ventilation aussi bien que la quantité d'air qui a été extraite des salles, dans un intervalle déterminé ;

Qu'en conséquence, il y a lieu de recevoir définitivement les appareils de M. Van Hecke, comme remplissant toutes les conditions stipulées dans la soumission.

Les soussignés constatent en outre, à la demande de M. Van

Hecke, qu'indépendamment des travaux qu'il avait pris à sa charge et des résultats qu'il avait annoncés, moyennant le prix ferme de 15,000 fr. stipulé dans le marché, il a de plus fait exécuter des ouvrages importants ayant pour but d'ajouter aux avantages que l'administration pourra retirer de l'établissement des appareils ;

Notamment : 1° l'installation d'un office complet avec arrivée d'eau froide, étuves, bains-marie chauffés par la vapeur de la chaudière de la machine motrice du ventilateur, travaux qui ont permis de supprimer l'office existant antérieurement, et dont le local a été transformé par l'administration en chambre de malades ;

2° Une distribution d'eau chaude dans des réservoirs à chaque étage du pavillon ;

3° L'arrangement, dans le grenier, d'un séchoir où l'on peut utiliser, à volonté, l'action du ventilateur et celle du calorifère ;

4° L'établissement d'un second ventilateur agissant par *insufflation*, indépendamment du ventilateur *aspirant* prévu au marché ;

5° Que ces travaux ont profité à l'administration, soit en assurant des services qu'elle aurait été obligée d'organiser elle-même à ses frais, soit en permettant de mieux utiliser la chaleur et la ventilation produites, soit enfin en mettant l'administration à même de faire des expériences comparatives très-intéressantes sur le renouvellement de l'air des salles par la voie de l'*insufflation* et par celle de l'*aspiration*.

En foi de quoi les soussignés ont dressé et signé le présent procès-verbal pour être adressé à M. le directeur général de l'assistance.

Paris, le 27 février 1857.

(Signé) : Blondel, *inspecteur général de l'assistance publique ;*
Émile Trélat, *professeur au Conservatoire des arts et métiers ;*
Th. Labrouste, *architecte en chef des hôpitaux ;*
C. Grassi, *docteur en médecine et en sciences, directeur de la pharmacie centrale.*

Pour copie conforme, délivré le 12 août 1857.

Le secrétaire général,
DUBOS.

Extrait du RAPPORT annexé au précédent procès-verbal et relatif aux expériences comparatives sur la ventilation par APPEL ou par INJECTION faites à l'hospice Beaujon.

« J'ai fait quelques expériences pour voir quels étaient, pour le changement de l'atmosphère d'une salle, les effets d'un même volume d'air déplacé par injection ou par appel. Pour cela j'ai comparé le temps qu'exigeaient pour changer complétement l'atmosphère d'une salle, la ventilation par appel et la ventilation par injection agissant avec la même énergie.

Voici comment j'ai opéré :

J'ai arrêté la machine, et j'ai fermé les orifices d'entrée et de sortie de l'air, de manière à supprimer complétement la ventilation. Les portes et les fenêtres du premier étage étant fermées, j'ai versé, peu à peu, sur une pelle rougie au feu, un demi-flacon de vinaigre aromatique. Les vapeurs ont bientôt rempli la salle, dans tous les points de laquelle l'odeur était très-forte. J'ai noté l'heure et j'ai fait marcher la ventilation, agissant par injection.

Le volume total d'air poussé par la machine était de 3904 mètres cubes, et celui qui entrait au premier étage de 1157 mètres cubes par heure.

De temps à autre, je sortais de la salle où je rentrais ensuite pour mieux apprécier l'odeur qui diminuait. Vers la fin de l'expérience, je montais auprès de la cheminée d'évacuation qui concentre le courant d'air, et forçant cet air à passer par un petit orifice disposé à cet effet, je pouvais, en approchant, percevoir des traces d'odeur qui, dans la salle, auraient échappé par leur diffusion. — Au bout de 50 minutes de ventilation par injection, l'odeur avait complétement disparu.— Pendant ce temps, il était entré dans la salle 964 mètres cubes d'air. La capacité de la salle est d'environ 750 mètres cubes.

J'ai répété cette expérience avec la ventilation par appel et en employant l'autre moitié du flacon de vinaigre aromatique.— Le volume total d'air passant par la cheminée d'appel était de 3926 mètres cubes par heure, et celui qui était extrait de la salle pendant le même temps de 1241 mètres cubes. — L'odeur a exigé, pour disparaître, une heure dix minutes. — Pendant ce temps, la ventilation avait extrait de la salle 1448 mètres cubes, c'est-à-dire un volume à peu près double de celui de la salle elle-même ; il a donc fallu un volume d'air beaucoup plus considérable en agissant par appel qu'en opérant par injection pour obtenir le même résultat : faire disparaître une même quantité de vapeur aromatique.

Dans l'expérience précédente, pendant qu'il sort de la salle 1448 mètres cubes d'air, il en entre 797 par le poêle et l'orifice placé près de la ligne médiane. Ce nombre est peu différent de 964 qui a été mis en mouvement dans la ventilation par injection ; l'effet utile est presque exclusivement produit par l'air qui entre par le poêle et l'orifice, c'est-à-dire par la partie centrale de la salle. Presque tout celui qui entre par les joints des croisées glisse le long des murs, gagne les canaux d'évacuation sans se mélanger et sans purifier l'atmosphère ambiante.

J'ai répété cette double expérience avec une vitesse différente imprimée à la machine. La ventilation par injection n'a exigé que 45 minutes pour faire disparaître une quantité de vapeur aromatique, qui, antérieurement, n'avait cessé d'être sensible qu'après 65 minutes de ventilation par appel. — Un résultat analogue a été obtenu en faisant brûler dans la salle des clous fumants qui l'avaient remplie d'une odeur très-prononcée.

Enfin, une dernière expérience a été faite par M. Blondel, président de la commission et moi, en présence de MM. le directeur et l'économe de l'hôpital Beaujon. — Nous avons fait sortir tous les malades de la salle du deuxième étage, que nous avons pu remplir d'une fumée intense en y faisant brûler une certaine quantité de foin imbibé d'eau. Nous avons fait agir la ventilation par pulsion et la fumée a été chassée au bout de 1 heure 25 minutes. Nous avons fait une autre expérience en employant la même quantité de foin pour obtenir à peu près la même quantité de fumée. Le ventilateur par appel a été mis en mouvement en donnant à la machine la vitesse qu'elle avait avant. Au bout de 1 heure 25 minutes, une partie de la fumée existait encore dans la salle. Cette expérience étant d'accord avec les précédentes, nous n'avons pas jugé nécessaire d'en attendre la fin. Toutes les croisées ont été ouvertes pour dissiper ce reste de fumée et pour permettre aux malades de rentrer dans la salle. »

Conclusions.

« L'appareil que M. le docteur Van Hecke a établi dans le pavillon nº 4 de l'hôpital Beaujon remplit parfaitement les conditions imposées par le cahier des charges.

1º Il peut maintenir la température des salles à 16 degrés.

2º En marchant sans fatigue et d'une manière continue, sa machine peut fournir 60 mètres cubes d'air par heure et par malade. Les diverses parties de cet appareil sont disposées de manière à graduer les effets que l'on veut produire, à les mesurer exactement, et à ventiler à volonté par appel ou par injection.

3° Les expériences contenues dans ce mémoire ont démontré que la ventilation par injection devait cependant être préférée.

4° Quand il agit par appel, l'appareil de M. Van Hecke doit encore être préféré à ceux que nous connaissons, parce qu'il est établi dans de meilleures conditions, par suite desquelles le volume d'air entrant accidentellement par les joints des portes et fenêtres et ne produisant pas d'effet utile, se trouve considérablement diminué.

Les religieuses de l'hôpital Beaujon, qui entrent à toute heure dans les salles, s'accordent à dire que le pavillon de M. Van Hecke est le mieux ventilé de l'établissement. J'ai moi-même plusieurs fois constaté ce résultat pendant la longue série de visites que j'ai été obligé de faire à l'hôpital Beaujon. Les cabinets d'aisances sont surtout remarquables par l'absence complète de toute odeur. C'est un fait d'autant plus important à noter que je n'ai jamais rencontré dans aucun hôpital une désinfection aussi parfaite.

5° Dans les conditions actuelles d'installation en laissant perdre toute la vapeur, ce système réduit la dépense de la ventilation à deux centimes et demi par jour et par malade.

6° Le chauffage et la ventilation réunis ne coûtent pas plus cher que le *chauffage seul* du pavillon n° 3, voisin et placé dans les mêmes conditions.

7° En utilisant, comme il serait facile de le faire, la vapeur perdue, au chauffage de l'eau des bains ou de la pharmacie, cet appareil procurerait une économie considérable dans les dépenses de l'un de ces deux services.

Je me trouve ainsi conduit, à propos de ce système de chauffage et de ventilation, à la conclusion générale que je formulais à la fin de mon mémoire sur les appareils établis à l'hôpital Lariboisière : la ventilation par injection produite par un agent mécanique doit être préférée toujours à la ventilation par appel, et particulièrement dans les cas où l'on peut utiliser pour des chauffages divers la vapeur qui a servi à faire marcher la machine. C'est ce qui se présente toujours dans les hôpitaux.

(Signé) : Dr Grassi, membre de la commission. »

ADMINISTRATION GÉNÉRALE DE L'ASSISTANCE PUBLIQUE.

Le directeur général déclare que M. le docteur Van Hecke a établi, dans un des pavillons de l'hospice Beaujon, un calorifère et un appareil de ventilation ;

Que non-seulement il a loyalement exécuté les travaux indiqués dans la soumission, mais qu'il en a fait d'autres, non obligatoires, dans le seul but d'ajouter à l'utilité que l'administration pouvait en retirer ;

Que, d'après la réception qui a été faite de ces appareils, il a été reconnu :

1° Qu'ils produisent aisément la ventilation demandée de 60 mètres cubes par heure et par malade pour l'ensemble du pavillon ;

2° Que, par une ingénieuse combinaison, ils donnent eux-mêmes le moyen de constater à chaque moment la force de la ventilation, même de celle qui a eu lieu en l'absence des personnes appelées à la constater ;

3° Qu'ils procurent, en outre, le moyen de chauffer de l'eau dans l'office et aux différents étages du pavillon, bien que l'entrepreneur n'en ait pas pris l'engagement.

Paris, le 21 juillet 1856.

Le Directeur-général,

(Signé) : DAVENNE.

ADMINISTRATION DE L'ASSISTANCE PUBLIQUE.

HOPITAL NECKER.

Extrait du RAPPORT de la Commission.

L'étude complète que nous avons eu l'occasion de faire des appareils installés par M. Van Hecke à l'hôpital Beaujon, nous dispensera de donner ici une description détaillée de ceux de l'hôpital

Necker. On trouve en effet entr'eux une grande similitude. Il y a cependant une remarque importante à faire. Les appareils de Beaujon, construits à une époque où on pouvait encore avoir des doutes sur la valeur relative des systèmes de ventilation par appel et par injection, devaient nécessairement se ressentir de ces hésitations. Aussi ces appareils sont-ils construits de manière à permettre de ventiler par *appel* ou par *injection*, en employant toujours un même agent mécanique. Cette disposition très-sage permettait de résoudre d'une manière décisive la question du choix du système et de conserver ensuite d'une manière définitive celui des deux modes de ventilation que des expériences comparatives auraient fait reconnaître le meilleur. Ces expériences ont été faites (1) et ont démontré d'une manière incontestable la supériorité de la ventilation par *injection*. Elles ont permis d'adopter à l'hôpital Necker des appareils plus simples, dégagés des parties étrangères qui nous avaient été si utiles à Beaujon, mais qui avaient perdu leur raison d'être, après les expériences qu'elles avaient permis de faire.

Nous avons à signaler, pour l'hôpital Necker, un perfectionnenement notable, un progrès réel, que nous établirons plus loin d'une manière mathématique et qui consiste à utiliser la vapeur qui a servi à faire marcher la machine, vapeur qui se trouve perdue à Beaujon.

Le système de chauffage et de ventilation établi à l'hôpital Necker peut se définir ainsi :

Chauffage des salles au moyen de calorifères à air chaud ;

Ventilation mécanique par insufflation ;

Utilisation complète de la vapeur qui, après avoir servi de force motrice, est employée à chauffer l'eau nécessaire aux besoins des malades.

Chauffage. — Le chauffage du pavillon des hommes est fait par trois calorifères placés dans la cave. Cet air se rend dans les salles par des conduits analogues à ceux de Beaujon; des repos de chaleur placés au milieu de chaque salle sont disposés de manière à maintenir à une bonne température les boissons et les linges nécessaires aux malades.

La quantité d'air qui sert au chauffage étant considérable, on n'a pas besoin d'élever beaucoup sa température ; aussi n'est-il jamais brûlé, une boîte à eau permettant d'ailleurs de lui donner

---

(1) Voir le rapport de M. Grassi, page 20.

un degré d'humidité convenable, il ne produit jamais sur les organes respiratoires la sensation pénible qu'il procure quand il a passé sur des surfaces métalliques trop fortement chauffées. L'air versé dans la salle ne dépasse guère 30° ou 35° de température. Ainsi, en employant une ventilation énergique, on fait disparaître les inconvénients qui résultent ordinairement de l'emploi des calorifères.

Ventilation. — Une petite machine à vapeur placée dans la cave fait mouvoir un ventilateur qui puise de l'air pur dans un jardin et l'injecte dans un conduit à grande section, placé sous le sol et régnant dans toute la longueur de l'édifice. Ce conduit principal se divise en conduits secondaires qui portent l'air dans les calorifères et de là dans les salles des divers étages. Il entre dans les salles par de grandes sections sans produire de courants nuisibles. L'air vicié s'échappe par des canaux qui le portent au-dessus des toits.

Le travail de la machine, c'est-à-dire le volume d'air injecté, est indiqué par des appareils de mesure, analogues à ceux qui ont été décrits à l'occasion de Beaujon.

L'un de ces instruments, le compteur, indique le nombre de tours faits par un anémomètre placé à côté du ventilateur. Pour avoir le volume d'air injecté par l'appareil dans un temps donné, il faut connaître le volume d'air qui correspond à chaque tour de l'anémomètre. Ce coefficient étant connu, il suffit de le multiplier par le nombre de tours effectués dans un temps donné pour avoir le volume total. Nous avons déterminé ce coefficient par dix expériences faites avec un anémomètre très-précis de M. Newmann. La moyenne donne pour le volume d'air correspondant à un tour de l'anémomètre 1^m8.

Ce coefficient étant connu, nous avons déterminé le volume d'air fourni par l'appareil : 46 coups de piston de la machine, et par minute, ont donné 164 tours de l'anémomètre.

Chaque tour correspondant à 1^m8, le volume d'air débité en une minute est de 296^m10 ; en une heure, 17766 mètres cubes. Ce volume étant réparti sur 180 malades (1), donne par malade et par heure 98^m7 : le cadran indicateur marquait 100 mètres cubes.

(1) L'installation du système Van Hecke ayant permis de débarrasser les salles des anciens foyers et cheminées encombrants, l'administration a gagné de la place pour 6 lits. Le nombre de lits était de 174 ; il est aujourd'hui de 180.

Coups de piston par minute............	Tours de l'anémomètre.
51	195.
Volume d'air en une minute.. 351 m. c...	En une heure, 21060 m. c.
Soit par heure et par malade.	117 m. c.

Coups de piston par minute.............	Tours de l'anémomètre.
60	220.
Volume d'air en une heure	23760 m. c.
Soit par heure et par malade.	132 m. c.

Ainsi, l'appareil de M. Van Hecke donne 98 mètres cubes d'air par heure et par malade, avec une vitesse très-modérée de la machine, et peut en fournir 132 mètres cubes avec une vitesse de 60 coups de piston à la minute, qui n'a rien d'exagéré.

Cet appareil peut donc fournir, facilement, un volume d'air double de celui qui était demandé par l'administration.

Cet excès de puissance est une condition très-avantageuse; il permet de donner à la machine une très-faible vitesse, dans les conditions ordinaires; il permet d'augmenter la ventilation dans des circonstances malheureuses, où une épidémie, par exemple, nécessiterait un renouvellement d'air plus considérable; il permettra enfin de se servir du même appareil pour ventiler les nouvelles salles qui doivent être bientôt construites.

Cet air injecté par le ventilateur arrive dans les salles, où il pénètre par des ouvertures nombreuses et à grandes sections, pour éviter les courants trop intenses. Toutes ces ouvertures, recouvertes de plaques à jour, sont munies de coulisses mobiles qui permettent de faire varier les dimensions des orifices et de régler ainsi la quantité d'air qui doit entrer dans la salle ; on peut donc à volonté, soit avoir une ventilation uniforme dans toutes les salles, soit une ventilation plus énergique dans certaines salles, si le besoin s'en faisait sentir. Or, ce cas se présente souvent, dans les services de chirurgie, par exemple, où se trouvent des malades atteints de suppurations très-abondantes.

Ce besoin d'une ventilation énergique est à nos yeux l'état normal des salles d'accouchement, où règne sans cela une odeur constante et caractéristique. Puisque nous parlons de l'assainissement des salles d'accouchement, qu'il nous soit permis d'émettre ici une réflexion qui s'est souvent présentée à notre esprit. Tous les médecins et les hygiénistes sont d'accord pour reconnaître la très grande puissance de viciation de l'air par les femmes en couches; M. Michel Lévy, dans son remarquable *Traité d'hygiène*, insiste longuement sur ce sujet, et nous avons nous-même attiré sur cette question la sollicitude de l'administration dans notre mémoire sur la ventilation de l'hôpital Lariboisière (1). Depuis deux ans, plusieurs épidémies meurtrières ont sévi sur les femmes en couches; l'Académie impériale de médecine s'est émue du retour périodique de ce fléau et a consacré de nombreuses séances à une savante discussion sur ce sujet (2). Malheureusement, elle n'a pu que constater l'impuissance des moyens employés pour combattre cette terrible maladie; mais l'observation attentive des faits et les statistiques ont démontré l'immunité relative dont jouissent les femmes en couches, soignées en dehors des hôpitaux et loin de l'influence pernicieuse qui résulte de l'agglomération.

Ne serait-il pas possible de combattre cette influence et de se placer dans des conditions qui se rapprocheraient de l'isolement, en établissant dans les salles d'accouchement une ventilation aussi énergique que possible?

Nous soumettons ces réflexions à l'attention des médecins, bien convaincu que nous sommes que l'expérience vaut la peine d'être tentée.

La ventilation de l'hôpital Necker présente une particularité que nous devons mentionner, parce qu'elle résout en partie un problème dont la solution complète a été annoncée, promise même, mais n'a jamais été réalisée d'une manière satisfaisante dans les hôpitaux. Nous voulons parler du refroidissement de l'air pendant l'été.

Au palais de l'Institut, M. Duvoir a placé dans le conduit que doit parcourir l'air deux grands réservoirs de tôle, à section elliptique de 1m50 de hauteur, et dont les axes de la base ont 1m25 et 0m80. Ces réservoirs complétement fermés et pleins d'eau, à la température de 12 degrés, sont traversés de haut en bas par environ 120 tuyaux de 0m04 de diamètre ouverts aux deux extrémités. Chacun de ces tuyaux et leur enveloppe générale sont percés d'un grand nombre de trous très-petits qui laissent suinter une certaine quantité d'eau, de telle sorte que les parois intérieures de ces tuyaux, ainsi que la paroi extérieure de l'enveloppe, sont toujours mouillées. Cette eau perdue est remplacée à mesure par celle d'un puits qu'envoie une pompe alimentaire.

Quatre expériences ont été faites par M. Cheronnet, ingénieur civil, pour mesurer l'effet produit par cet appareil, et déterminer le volume d'air extrait de la salle des séances.

---

(1) *Annales d'hygiène*, 1856, t. IV. p. 188, 472.
(2) *Bulletin de l'Académie de médecine*, 1858, t. XXIII, p. 366 à 914.

Dans ces expériences, la température moyenne ordinaire était de 23°1, celle de l'air introduit 16°, et celle de la salle, de 21°1. Au moyen de cet appareil, on parvenait donc à maintenir la température de la salle à 2 degrés au-dessous de la température extérieure.

Ce résultat nous paraît bien minime, si on le met en présence des frais occasionnés par l'installation de l'appareil, et de la nécessité de faire marcher une pompe alimentaire pour maintenir le réservoir plein d'eau à 12 degrés, en supposant que l'on ait cette eau à sa disposition.

Nous ne savons pas si ces appareils ont continué à fonctionner, mais nous pouvons dire qu'ils ne nous paraissent pas être dans les conditions d'un service régulier. L'expérience démontre, en effet, que des tubes de tôle percés d'un grand nombre de trous très-petits par lesquels suinte l'eau, et balayés sans cesse par un courant d'air, se trouvent placés dans des conditions très-favorables d'altération par une oxydation rapide.—Si nos craintes sont exagérées, d'où vient que M. Duvoir n'a pas fait l'application de son système à l'hôpital Lariboisière, dont l'installation est postérieure?

A l'hôpital Necker, M. Van Hecke s'est aussi proposé de refroidir l'air injecté pendant l'été, et, pour arriver à ce but, il a profité tout d'abord d'une circonstance naturelle, qui existe toujours, et que l'on peut utiliser sans frais : la constance de la température des canaux souterrains. L'air pur puisé dans le jardin parcourt, avant d'arriver aux salles, un canal creusé au-dessous du sol des caves. Les parois de ce canal ont une température à peu près constante pendant toute l'année, et l'air qui le parcourt s'échauffe en hiver et se refroidit en été. L'échauffement de l'air en hiver a peu d'importance, mais il n'en est pas de même du refroidissement en été. Ici, on ne prend pas l'air des caves, qui est frais, mais qui est reconnu mauvais, on emprunte seulement aux caves ce qu'elles ont de bon, pour le cas qui nous occupe, leur température relativement basse.

Voici les expériences que nous avons faites le 3 août 1858 :

La température extérieure, à l'ombre, à la prise d'air, était de 25°1. Cet air, entrant dans les salles, avait aux divers orifices 22°2,20°6,18°8, dont la moyenne est 20°5. — Différence de température avec l'air extérieur, 4°6. — Température moyenne de la salle, 22°3.

Le 4 août, température à l'extérieur et à l'ombre, 26 degrés. Cet air, entrant dans la salle, avait aux divers orifices 22°6, 21°2, 19°6. Moyenne, 21°1. Différence avec l'air extérieur, 4°9.—Température de la salle, 22°4.

Ainsi, l'air se refroidit en traversant le canal souterrain, malgré son passage rapide, et se refroidit d'autant plus que son trajet est plus long, comme le montrent les températures aux divers orifices. La différence entre la température extérieure et celle de la salle n'est pas grande sans doute, mais elle est assez sensible pour que l'on s'en aperçoive en entrant. Ce qu'il faut noter surtout, c'est que ce refroidissement est obtenu sans appareil spécial et sans aucune dépense. A notre avis, c'est là le but à atteindre (1).

Dépenses.—Nous abordons maintenant la question la plus importante de toute réforme, celle de la dépense qu'elle doit occasionner :

Cette dépense doit être envisagée sous plusieurs rapports. Il faut rechercher : 1° quelle est la dépense d'installation des appareils; 2° quels sont les frais que nécessite leur fonctionnement ; 3° enfin, comparer la dépense occasionnée par le chauffage et la ventilation, avec celle du chauffage seul dans les anciens procédés.

Nous croyons cette étude utile pour l'administration de l'assistance publique, qui cherche à augmenter le bien-être des malades, tout en restant dans les limites d'une sage et prévoyante économie. Elle nous permettra de démontrer en outre que les appareils de chauffage et de ventilation qui jusqu'ici, et à cause de leurs prix élevés, n'étaient employés que dans les hôpitaux de grandes villes, sont arrivés maintenant à un degré de simplicité et à un prix tel, qu'ils peuvent être à la portée des établissements de moindre importance.

Dépenses d'installation.— A l'hôpital Necker, les appareils de M. Van Hecke, installés pour 180 malades, ont coûté 42,500 fr., soit, par malade.................... 236 fr.

A l'hôpital Necker, les appareils de M. L. Duvoir, installés pour 174 malades, ont coûté 61,874 fr. 30 c., soit, par malade.................................... 355

A l'hôpital Lariboisière, les appareils de M. Léon Duvoir, pour 306 malades, ont coûté 147,000 fr., soit, par malade.. 480

(1) C'est dans les salles de spectacle, où la chaleur est presque toujours si incommode, que ce système serait particulièrement utile.

A l'hôpital Lariboisière, les appareils de MM. Thomas et Laurens, déduction faite de tout ce qui ne se rapporte pas directement au chauffage et à la ventilation, ont coûté 247,360 fr. pour 306 malades; soit, par malade.... 808 fr.

Ces chiffres n'ont pas besoin de commentaires; ils démontrent qu'au point de vue des frais d'installation, les appareils de M. Van Hecke ont sur les autres une supériorité incontestable.

Dépenses d'entretien.—Avant l'installation des appareils de M. Van Hecke, les salles d'hommes à l'hôpital Necker étaient chauffées par deux calorifères. Elles n'étaient point ventilées, offraient toujours l'odeur que l'on remarque dans les salles de malades. Les latrines voisines de ces salles présentaient surtout une odeur infecte. On avait établi, pour le service des bains, un générateur à vapeur spécial, destiné à chauffer le réservoir d'eau. La consommation de combustible était pour ce service de 4,000 kilogrammes de houille par mois, pour donner par jour 100 bains ordinaires et 37 bains de vapeur.

Ces chiffres sont pris sur les registres spéciaux tenus d'après les ordres du directeur.

Depuis que les appareils de M. Van Hecke sont établis, les salles sont assainies et l'odeur des latrines a disparu.

La machine à vapeur, que l'on a fait marcher jusqu'ici jusqu'à quatorze heures seulement par jour, envoie sa vapeur détendue dans les réservoirs des bains, et fournit ainsi assez d'eau chaude pour donner plus de bains qu'on en donnait autrefois, comme nous le verrons plus loin. Dans ces circonstances, la machine à vapeur ne consomme par mois que 3,000 kilogrammes de houille, au lieu de 4,000 kilogrammes que demandait l'ancien générateur.

Ainsi, en comparant l'état actuel des choses avec ce qui existait antérieurement, on voit que l'installation des appareils de M. Van Hecke procure un assainissement complet des salles et des cabinets d'aisances, au moyen d'une ventilation de plus de 90 mètres cubes d'air par heure et par malade ; qu'elle assure d'une manière bien plus large le service des bains, et que ces résultats sont obtenus avec une économie de 1,000 kilogrammes de houille par mois.

D'après cela, on voit que l'assainissement des salles de malades que l'administration de l'assistance publique considérait, à juste titre, comme un progrès assez important pour justifier des sacrifices pécuniaires considérables, peut être obtenu désormais dans de très-bonnes conditions, puisque la ventilation de l'hôpital Necker, au lieu d'occasionner une dépense, réalise sur la dépense antérieure une économie notable de combustible. Cette économie n'est pas la seule que l'on pourrait obtenir, comme nous verrons plus loin.

Actuellement, la ventilation de l'hôpital Necker ne fonctionne que pendant quatorze ou quinze heures. Ce n'est pas que la machine ne puisse supporter un travail continu, car une heure de repos par jour suffirait au nettoyage ; mais des raisons d'économie ont motivé cette détermination. Nous espérons que cette décision sera bientôt modifiée, et que l'on fera marcher la machine nuit et jour, comme on le fait à Lariboisière.

Nous aurions pu nous servir de ces expériences de ventilation partielle, faites journellement à l'hôpital Necker, pour calculer la dépense qu'entraînerait une ventilation continue; mais comme ce service se lie étroitement avec celui des bains, nous avons préféré faire quelques expériences directes afin d'avoir un résultat plus exact, et aussi pour voir ce que la vapeur de la machine pouvait fournir d'eau chaude, et connaître exactement le nombre des bains dont l'administration pourrait disposer dans les hôpitaux où elle se propose d'établir des appareils analogues, et où les circonstances permettent d'organiser un service de bains à l'usage des indigents traités hors de l'hôpital.

Dans une première expérience, nous avons fait marcher la machine à vapeur pendant vingt-quatre heures consécutives, en pesant exactement la quantité de charbon brûlé. Le compteur de l'anémomètre inscrivait le travail produit, c'est-à-dire le volume d'air débité. On a fait le service des bains comme à l'ordinaire ; on a utilisé la vapeur qui avait fait marcher la machine, et aussi pour accélérer l'échauffement de l'eau, un jet de vapeur vierge. En agissant ainsi, on peut terminer à midi le service des bains ordinaires et des bains de vapeur. A partir de midi, nous avons intercepté le jet de vapeur vierge, et nous n'avons plus employé que la vapeur détendue. Nous avons ainsi donné un certain nombre de bains, ou, pour parler plus exactement, nous avons rempli, comme pour donner des bains, un certain nombre de baignoires.

Pendant ce temps, la machine a consommé 172 kilogrammes de houille, soit 7k166 par heure.

Pendant ce temps, l'anémomètre a fait 235022 tours, qui correspondent à 423029 mètres cubes, soit à 97m.c.9 d'air par heure et par malade.

On a donné le matin trois fournées de bains de vapeur, pouvant servir pour 14 malades chacune, et 63 bains ordinaires.

Dans l'après-midi, nous avons pu donner 50 bains à 36°, et laisser encore le réservoir plein d'eau à 42°. Ce réservoir contient 4500 litres; en ajoutant 1750 litres dont la température était de 17°, on aurait pu donner encore 20 bains ; ce qui fait un total de 133 bains ordinaires par jour, ou 48545 par an. Or, pendant l'année 1857, le nombre total des bains donnés à l'hôpital Necker, alors au complet, a été de 30382. Nous aurons donc un excédant de 18163 bains dont l'administration pourra disposer pour le besoin des nouvelles salles qu'elle se propose d'établir.

Deuxième expérience. — Nous avons procédé comme pour la première expérience, avec cette différence que, dans l'après-midi, nous avons continué à envoyer un courant de vapeur vierge dans le réservoir d'eau, afin d'avoir le nombre total des bains dont on pourrait disposer sans nuire à la ventilation.

Le charbon brûlé en vingt-quatre heures a été de 210 kilogrammes.

Le volume d'air injecté a été de 422280 mètres cubes, soit $97^{m.c.}7$ par heure et par malade.

Nous avons donné 150 bains, et laissé le réservoir plein d'eau à 42° ; ce qui porte à 170 le nombre des bains qu'on aurait pu donner. C'est un excédant de 70 bains par jour, c'est-à-dire 25915 bains, dont l'administration pourrait disposer à l'hôpital Necker.

En admettant qu'il faille pour préparer un bain $1^{k}.13$ de houille, comme le démontre le calcul, les 170 bains auraient exigé 192 kilogrammes ; or, on en a brûlé 210 ; on voit que la perte de chaleur n'est pas grande, et que la vapeur se trouve convenablement utilisée.

Nous attachons une grande importance à cette utilisation complète de la vapeur, puisque c'est dans ce fait que réside une bonne partie de l'économie que l'on peut obtenir avec les appareils mus par une machine à vapeur. C'est en cela surtout que les appareils établis à l'hôpital Necker l'emportent de beaucoup sur ceux de l'hôpital Beaujon.

Cette faculté qu'aurait l'administration de l'assistance publique de pouvoir donner gratuitement les bains aux malades du dehors, serait très-précieuse pour elle et rentrerait tout à fait dans ses vues, manifestées par la création de services de bains externes à la Charité, à Saint-Louis et à Sainte-Eugénie.

Ces bains, donnés aux indigents malades, remplaceraient avec économie ceux que les bureaux de bienfaisance leur font actuellement délivrer. Mais c'est surtout sous un autre rapport que ces bains auraient une grande importance. L'utilité de la vulgarisation des bains au point de vue hygiénique n'est plus aujourd'hui contestée par personne. Les établissements de bains se sont beaucoup multipliés dans ces dernières années, et leur prix a subi une baisse notable. Cependant il est encore beaucoup d'individus pour la bourse ou pour les habitudes desquels les bains sont encore demeurés inaccessibles. Une carte dressée au ministère de l'agriculture et du commerce démontre que les établissements de bains sont groupés dans les quartiers les plus riches de Paris, tandis que les lavoirs et les buanderies sont placés dans les plus pauvres. (A. Tardieu).

Le projet d'utiliser la vapeur détendue des machines pour donner des bains gratuits aux indigents n'est ailleurs pas nouveau ; il y a longtemps déjà que M. Chevallier a signalé les avantages que l'on pourrait tirer de l'utilisation de la vapeur perdue des machines.

L'utilité de la vulgarisation des bains a été si bien sentie par le gouvernement, que M. Dumas, ministre de l'agriculture, du commerce et des travaux publics, présenta aux chambres et fit voter un crédit de 600,000 fr. pour encourager la création des bains et des lavoirs publics gratuits, ou à prix réduit.

Quelle précieuse ressource l'administration de l'assistance publique aurait entre ses mains, quand un seul établissement comme celui de Lariboisière, par exemple, pourrait presque sans dépense donner gratuitement près de 100000 bains par année !

Nous ne pousserons pas plus loin ces considérations, dont chacun comprend la portée.

A l'hôpital Necker, M. Van Hecke a fait encore un autre emploi de la vapeur détendue de sa machine. Il a construit dans la salle des bains une étuve destinée à chauffer le linge, et qui permet de mettre à la disposition des baigneurs du linge chaud au moment où ils sortent de l'eau.

Après avoir indiqué les modifications de dépenses survenues à l'hôpital Necker, par suite de l'installation des nouveaux appareils, voyons ce que coûtent dans les divers hôpitaux de Paris le chauffage, la ventilation et la fourniture d'eau chaude destinée aux malades.

A l'hôpital Lariboisière, les appareils installés par MM. Thomas et Laurens fonctionnent parfaitement. Ils donnent une ventilation d'au moins 90 mètres cubes par heure et par malade, jour et nuit, pendant toute l'année. Ils remplissent aussi d'autres fonctions, telles que chauffage de la communauté, service de la pompe à eau et des bains. Mais en retranchant tout ce qui est étranger au chauffage, à la ventilation et à la fourniture d'eau, la dépense de 1857 a été de 34,367 fr. pour trois pavillons et un tiers, soit, par pavillon, de 10,320 fr. 40 c. (Rapport de M. Trélat). Chaque pavillon contenant 102 malades, on conclut de là que le chauffage, la ventilation et la fourniture d'eau chaude coûtent dans ce système, par malade et par an, 101 fr. 18 c.

Dans le même hôpital Lariboisière, M. Léon Duvoir a installé les appareils pour les salles de femmes.

La ventilation effective, à raison de 30 mètres cubes par heure et par malade, le jour et la nuit pendant l'hiver, et la nuit seulement en été, la fourniture d'eau chaude toute l'année, ont coûté en 1857 15,703 fr. 50 c. Cette dépense est répartie sur 306 malades ; ce qui donne pour le chauffage, la ventilation et la fourniture d'eau chaude, par malade et par an, la somme de 51 fr. 30 c.

A l'hôpital Necker dans le pavillon des hommes, chauffé et ventilé par M. Van Hecke, la dépense a été de :

200 jours de chauffage	72,650	k. de houille.
365 jours de ventilation.	36,000	
	186,650	
Dont il faut retrancher.	48,000	

que l'on employait pour le service des bains, puisque ce service est actuellement fait par la machine à vapeur.—Nous aurons donc pour la dépense réelle :

60,650 k. de houille à 43 fr. les 1,000 k. . .	2,607 fr.	95 c.
Chauffeur.	1,200	»»
Fourniture d'eau chaude.	470	80
Entretien des appareils.	300	»»
Dépense totale.	4,578 fr.	75

qui, répartie sur 180 malades, donne par malade et par année la somme de 25 fr. 27 c.

Ainsi, en ne considérant que les dépenses brutes occasionnées par les divers appareils de chauffage et de ventilation établis dans les hôpitaux de Paris, sans s'occuper des effets produits, l'avantage est encore au système de M. Van Hecke. Nous verrons plus loin une appréciation, selon nous plus rationnelle, de ces diverses dépenses.

Mais avant d'entrer dans ces calculs, voyons ce que coûtent le chauffage seul et la fourniture d'eau chaude nécessaire aux malades, dans les divers hôpitaux qui ne sont point *ventilés*.

Hôpital de la Charité. — Dépenses de 1857 :

252135 k. de houille à 43 fr.	10,841 fr. 80 c.
18 stères de bois à 20 fr.	360 » »
Entretien des appareils de chauffage. . . .	1,608 30
Dépense totale.	12,800 fr. 10

qui, répartie sur 474 malades, donne par malade et par année, pour le chauffage et la fourniture d'eau, 27 fr. 02 c.

Hôtel-Dieu. — A l'Hôtel-Dieu, il n'est tenu aucun compte exact de la dépense d'entretien des poêles et cheminées, parce que la plus grande partie des réparations sont faites par le maçon de la maison, qui est aussi quelque peu fumiste, et qui est employé à l'année. Pour avoir la dépense approximative qu'occasionnerait cette dépense d'entretien, nous prendrons pour base la dépense de la Charité, que nous transformerons proportionnellement au nombre des malades. Or, quatre années consécutives donnent pour cette dépense à la Charité une moyenne de 1,608 fr. 30 c. La dépense proportionnelle pour l'Hôtel-Dieu serait 2,809 fr.

J'ai fait un calcul analogue pour l'hôpital de la Pitié.

La dépense de l'Hôtel-Dieu, pour 1857, a donc été de :

311377 kil. de houille à 43 fr. . . .	13,385 fr.
25875 stères de bois à 20 fr. . . .	5,175
Entretien des appareils	2,809
Dépense totale . . .	21,369 fr.

qui, répartie sur 828 malades, donne par malade et par an 25 fr. 87 cent.

Si maintenant nous prenons la moyenne des dépenses de l'Hôtel-Dieu, de la Charité et de la Pitié, nous aurons une valeur exacte de ce que coûtent, dans les hôpitaux de Paris qui ne sont pas ventilés, le chauffage seul et la fourniture d'eau chaude, pour un malade et par année. Cette moyenne est de 25 fr. 23 c.

Et en comparant cette moyenne avec le résultat obtenu avec les appareils de M. Van Hecke à l'hôpital Necker (25 fr. 27 c.), nous arrivons à cette conclusion remarquable que le chauffage et la ventilation fournis par ces appareils ne coûtent pas plus cher à l'administration que le *chauffage seul* par les poêles et calorifères anciens, qui existent dans les autres établissements.

Valeur réelle des différents systèmes. — Prix de l'unité de chauffage et de ventilation.

Les chiffres qui précèdent donnent en bloc ce que coûtent par an le chauffage et la ventilation dans les divers hôpitaux de Paris. Nous avons été obligé d'établir ainsi nos calculs, afin de pouvoir comparer la dépense du chauffage seul avec celle du chauffage et de la ventilation réunis.

Cependant, ces chiffres ne donnent pas mathématiquement la valeur relative des différents systèmes employés, parce que ces appareils ne produisent pas les mêmes effets. On aurait même une idée fausse de leur valeur relative, si on considérait ces chiffres en eux-mêmes, sans se préoccuper des résultats auxquels ils se rapportent, et dont on ne doit réellement pas les séparer. Ainsi les chiffres de la dépense des deux systèmes de Lariboisière, considérés isolement, feraient croire que le système de ventilation par appel est plus avantageux que celui de la ventilation mécanique, tandis que l'on arrive à une conclusion toute contraire si l'on considère simultanément la dépense faite et les effets produits.

Pour arriver à une comparaison mathématique, M. E. Trélat a eu l'heureuse idée de chercher, dans les deux systèmes employés à Lariboisière, le prix réel de l'unité de chauffage et de ventilation, c'est-à-dire le prix de *un mètre cube d'air de ventilation, fourni toute l'année, par heure et par malade, cet air étant convenablement chauffé en hiver*.

Nous avons fait un calcul analogue pour les appareils de Beaujon et de Necker ; de sorte que la comparaison sera complète.

Dans ce prix de revient de l'unité de chauffage et de ventilation, nous faisons entrer le prix du combustible employé, le salaire des chauffeurs et mécaniciens, l'entretien des appareils, et aussi l'intérêt et l'amortissement des sommes dépensées pour l'installation.

Commençons par résumer le calcul de M. E. Trélat.

Hôpital Lariboisière. — Système de MM. Thomas et Laurens. De la dépense brute de 1857, M. Trélat a retranché ce qui est relatif au chauffage de l'eau des bains et de la buanderie, au service de la pompe à eau, etc., etc., en un mot tout ce qui est étranger au chauffage et à la ventilation des salles de malades, comme nous l'avions déjà fait nous-même dans le mémoire que nous avons publié sur les systèmes employés dans cet hôpital.

Après ces déductions, la dépense pour 1857 a été de :

512112 kil. de houille à 43 fr. les 1000 kil..	22,020 fr.	82 c.
Un mécanicien	2.200	»»
Un chauffeur	1,200	»»
Entretien des appareils.	5,000	»»
Installation des appareils, déduction faite de tout ce qui est étranger au chauffage et à la ventilation des salles : 247,360 fr. 94 c, dont l'intérêt à 5 p. 100 est.	12,368	04
Amortissement à 5 p. 100 de cette même somme. . . .	12,368	04
Dépense totale. . . .	55,156 fr.	90 c.

Pour cette somme de 55,156 fr. 90 c. on a eu le chauffage et la ventilation de trois pavillons et un tiers, à raison de 90 mètres cubes d'air par heure et par malade toute l'année, jour et nuit.

Pour un seul pavillon, la dépense est de 16,563 fr. 36 c.

Chaque pavillon contenant 102 malades, le chauffage et la ventilation de chaque malade coûtent 162 fr. 38 c., et chaque malade recevant 90 mètres cubes d'air par heure, le prix d'un mètre cube d'air convenablement chauffé, introduit par injection dans le système de MM. Thomas et Laurens, sera de 1 fr. 80 c.

Nous modifierons légèrement le calcul de M. Trélat. D'abord, nous ne pouvons pas admettre qu'un mécanicien et un chauffeur puissent faire le service. Il y a actuellement un mécanicien et trois chauffeurs, et M. Trélat suppose, à tort, selon nous, qu'on pourrait retrancher deux chauffeurs s'il n'y avait à faire que le service du chauffage et de la ventilation.

Nous maintenons donc deux chauffeurs à 1,200 fr.

D'un autre côté, dans la quantité de charbon brûlé, M. Trélat compte 156 jours de non chauffage à 720 kil. par jour, soit 110000 kil. ; or, dans l'été une partie de la vapeur qui a fait marcher la machine sert à chauffer l'eau des bains ; il faut donc diminuer la dépense qu'il attribue à la machine, puisque si elle n'existait pas, il faudrait un fourneau spécial pour les bains. Il nous est impossible d'évaluer d'une manière mathématique la diminution à faire, mais nous croyons être bien près de la vérité en la portant à la moitié de la dépense totale, soit à 55000 kil. En adoptant ce chiffre, nous comptons très-largement, puisque avec 55000 kil. de houille on peut donner 160 bains par jour pendant 300 jours, c'est-à-dire pendant une année, non compris les dimanches et fêtes, jours où l'on ne donne pas de bains dans les hôpitaux.

D'après cela, la dépense totale au lieu d'être 55,156 fr. 90 c. ne serait plus que de 53991 fr. 90 c., et le prix de l'unité de chauffage et de ventilation serait de 1 fr. 76 c.

Hôpital Lariboisière. Système de M. Léon Duvoir.

D'après le traité passé le 10 mars 1853 entre l'aministration et M. L. Duvoir, les appareils des trois pavillons de femmes ont coûté, montage et direction compris, 147,000 fr.

L'administration a, en outre, accepté un abonnement annuel aux conditions suivantes :

Chauffage et ventilation des salles de malades, assainissement des cabinets d'aisance, 13 fr. 90 c. par jour et par pavillon, soit 41 fr. 70 c.

Distribution d'eau chaude à 7 fr. 80 c. par jour pour les trois pavillons.

Entretien des appareils, 1,200 fr. par an.

Ventilation d'été, la nuit seulement, 6 fr. 70 c. par pavillon.

En 1857 il y a eu 212 jours de chauffage, et, d'après les bases précédentes, l'administration a payé à M. Duvoir, non compris 2,847 fr. pour la fourniture d'eau, la somme de 13,115 fr. 70 c.; mais, d'après les conditions de l'abonnement, la ventilation d'été ne s'effectue que la nuit.

Pour établir une comparaison sérieuse entre les deux systèmes, il faut supposer les mêmes conditions de fonctionnement. Or, les appareils de MM. Thomas et Laurens ventilant le jour et la nuit, nous devons admettre les mêmes clauses pour les appareils de M. Duvoir.

Le marché porte à 6 fr 70 c. par jour et par pavillon la ventilation de nuit : portons au même prix la ventilation du jour. En 1857, il y a eu 153 jours de ventilation d'été ; il faut donc ajouter à la dépense précédente 6 fr. $70 \times 3 \times 153 = 3{,}075$ fr. 30 qui, ajoutés à 13,115 fr. 70 c., donnent une somme de 16,191 fr. que l'administration aurait dû payer à M. Duvoir s'il lui avait fourni la ventilation jour et nuit pendant l'été.

En tenant compte des frais d'installation, la dépense serait :

Chauffage et ventilation de jour et de nuit...	16,191 fr.
Intérêt à 5 p. 100 de 147,000 fr............	7,350
Amortissement à 5 p. 100 de la même somme.	7,350
Dépense totale........	30,891 fr.

Cette somme se rapporte à trois pavillons ; pour un pavillon la dépense serait de 10,297 fr.

Chaque pavillon contenant 102 malades, le prix du chauffage et de la ventilation pour chaque malade est de 100 fr. 95 c. ; et comme chaque malade reçoit 30 mètres cubes d'air effectif, entrant par les orifices nouveaux, le prix du mètre cube d'air de ventilation, convenablement chauffé et fourni par heure et par malade, est de 3 fr. 36 c.

Hôpital Necker. Système de M. Van Hecke.

Le chauffage du pavillon des hommes n'a commencé qu'en janvier 1858 ; nous n'avons donc pas encore la dépense d'une année entière. Heureusement nous pouvons la calculer très-approximativement, d'après les résultats obtenus à Beaujon. Dans le pavillon nº 4 de cet hôpital, on a dépensé 14530 kil. de houille pour le chauffage de 1857. Le ventilateur fournissait 3600 mètres cubes d'air par heure. A Necker, la quantité d'air à chauffer étant cinq fois plus considérable, on peut admettre, sans erreur sensible, qu'il faudra cinq fois plus de charbon, c'est-à-dire 72650 kil. Ce chiffre est certainement au-dessus de la vérité, car le chauffage des mois de janvier, février et mars 1858, n'a exigé que 31000 kil. de charbon. Nous aurons donc, pour la dépense de combustible :

Chauffage..............................	72650 kil. de houille.
365 jours de ventilation à 172 kil.........	62780
Total..........	135430 kil.

Mais avec ce combustible, l'appareil de M. Van Hecke donne de l'eau chaude pour 134 bains par jour, tandis que l'ancien générateur, qui brûlait 4000 kil. de houille par mois, n'en fournissait que pour 100.

Comme à Lariboisière l'appareil de M. Duvoir ne donne pas de bains, et qu'on a retranché la dépense de ce service de celle qu'occasionne l'appareil de MM. Thomas et Laurens, il convient de faire la même soustraction pour l'appareil de Necker. La dépense du combustible pour le chauffage et la ventilation est donc 135430 — 48000 = 87430 kil.

Actuellement l'appareil, ne marchant que quatorze heures par jour, est conduit par un seul chauffeur. Si l'on voulait ventiler nuit et jour, il en faudrait deux. La dépense serait alors :

87430 kil. de houille à 43 fr. la tonne	3,759 fr.
Deux chauffeurs à 1,200 fr.	2,400 (1).
Entretien de l'appareil	300
Intérêt à 5 p. 100 de 42,500 fr.	2,125
Amortissement à 5 p. 100 de la même somme	2,125
	10,709 fr.

Pour cette somme on a le chauffage et la ventilation de jour et de nuit toute l'année à raison de 97 mètres cubes par heure et par malade, pour 180 malades.— Chaque malade coûte donc à l'administration 59 fr. 49 c. ; et comme il reçoit 97 mètres cubes d'air par heure, on en conclut que le mètre cube d'air, convenablement chauffé, coûte dans ce système 0 fr. 61 c.

Si nous résumons tous ces calculs, nous pourrons inscrire dans le tableau suivant les prix du mètre cube d'air de ventilation, convenablement chauffé et fourni à chaque malade, pendant toute l'année et par heure, dans les divers systèmes employés dans les hôpitaux de Paris.

PRIX DE L'UNITÉ DE CHAUFFAGE ET DE VENTILATION.

HOPITAL LARIBOISSIÈRE.	—SYSTÈME DE M. DUVOIR........	3 FR.	36 C.
HOPITAL LARIBOISSIÈRE.	—SYSTÈME THOMAS ET LAURENS...	1	76
HOPITAL NECKER.	—SYSTÈME DE M. VAN HECKE......	0	61

Ces chiffres tranchent d'une manière définitive la question en faveur des appareils de M. Van Hecke.

Jusqu'ici, nous n'avons pas parlé d'un système de ventilation par appel, qui, à notre avis, est bien préférable à celui de M. Du-

(1) *Economie à réaliser*. — 1° Si l'administration se décide à employer l'appareil de M. Van Hecke pour ventiler tout l'hôpital Necker, le service pourra être fait par deux chauffeurs, et la dépense de 24,000 fr. se répartirait sur un nombre double de malades; pour 180, elle ne serait donc que de 1,200 fr.

2° Le déplacement des fourneaux d'office permettrait de les chauffer au moyen de la vapeur détendue de la machine, et entraînerait une nouvelle économie.

voir ; c'est le système d'appel en contre-bas de M. Grouvelle, qui est appliqué à la prison Mazas et à l'hôpital militaire de Vincennes. Cette dernière installation étant récente, nous n'avons pas encore le chiffre de la dépense annuelle, qui nous permettrait de calculer le prix de l'unité de chauffage et de ventilation, et de comparer sous ce rapport le système de M. Grouvelle avec ceux qui précèdent. Nous avons cependant des données qui nous permettent d'établir une comparaison qui, sans être absolue, a cependant une grande importance.

Les expériences faites à la prison Mazas ont démontré qu'avec le système d'appel de M. Grouvelle, un kilogramme de charbon pouvait enlever 1200 mètres cubes d'air en hiver et 800 mètres cubes en été, soit en moyenne et pour toute l'année 1000 mètres cubes. La puissance de l'appareil de M. Grouvelle est donc parfaitement déterminée par ces expériences.

Dans les expériences que nous avons faites à l'hôpital Necker, nous avons vu que 172 kilogrammes de houille, brûlés en un jour, avaient suffi pour injecter dans les salles 423039 mètres cubes d'air. De là on peut conclure que 1 kilogramme de houille correspond à 2459 mètres cubes.

Ainsi, pour 1 kilogramme de houille, l'appareil de M. Van Hecke fournit 2459 mètres cubes d'air, tandis que la cheminée de M. Grouvelle n'en enlève que 1000 mètres cubes. Le premier appareil est donc deux fois et demie plus puissant que le second.

Ajoutons à cela que la vapeur qui sort de la machine de M. Van Hecke sert au chauffage de l'eau des bains, tandis que la houille brûlée dans la cheminée de M. Grouvelle ne sert qu'à la ventilation.

Sous ce double rapport, les appareils de ventilation de M. Van Hecke sont beaucoup plus économiques que ceux de M. Grouvelle.

Si nous résumons maintenant l'ensemble de nos expériences et de nos calculs, nous arrivons aux conclusions suivantes :

1° Les appareils de chauffage et de ventilation établis par M. Van Hecke à l'hôpital Necker *sont moins dispendieux que tous ceux qui existent déjà dans les hôpitaux de Paris, pour leur installation et pour leur fonctionnement.*

2° Dans les conditions où il a été possible d'établir les appareils à l'hôpital Necker, *le chauffage et la ventilation* qu'ils donnent ne coûtent pas plus cher que le ***chauffage seul*** des grands hôpitaux de Paris qui ne sont pas ventilés : ils procurent par conséquent, ***sans dépense***, l'assainissement complet des salles de malades.

3° Ces appareils fournissant plus d'eau chaude qu'il n'en faut pour donner des bains aux malades de l'hôpital où ils sont établis, ils donneront à l'administration la faculté de disposer d'un grand nombre de bains en faveur des indigents traités au dehors.

(Ont signé) : Blondel, *inspecteur général de l'assistance publique*,
Grassi, *directeur de la pharmacie centrale*,
Labrouste, *architecte en chef des hôpitaux de Paris*.

Extrait d'un RAPPORT sur l'appareil de ventilation et de chauffage établi à l'hôpital Necker, d'après le système de M. Van Hecke (1),

Par M. le docteur Vernois, médecin de l'hôpital Necker.

Entre le 1er novembre 1857 et le 1er avril 1858, a été construit dans le bâtiment des hommes de l'hôpital Necker un appareil destiné essentiellement à la ventilation, accessoirement au chauffage en hiver, au refroidissement en été et au service de bains liquides et de bains de vapeur, sous la direction de l'inventeur, M. le docteur Van Hecke.

Une machine à vapeur munie d'un ventilateur projette l'air dans trois chambres destinées à l'échauffement et de là dans les divers étages.

Cet air, devenu impropre à l'hygiène, s'échappe ensuite par des cheminées qui aboutissent sur les toits.

Cette machine à vapeur est située dans le sous-sol, immédiatement au-dessus de la partie initiale du souterrain, dans une chambre spéciale. Elle est de petite dimension, fonctionne sans bruit et ne réclame avec la chaudière qu'un homme de ser-

(1) Malgré le travail très-remarquable de M. le docteur Grassi, sur l'appareil placé par M. Van Hecke, à l'hôpital Beaujon, et publié par lui dans les *Annales d'hygiène* (1857, t. VII, p. 75 à 104), j'ai cru devoir rédiger cette note et entrer dans beaucoup de détails, à cause de l'intérêt qui s'attache à ces études, et des perfectionnements qui ont été apportés à ce système.

vice (1); elle possède la force de 2 chevaux, quoiqu'en soustrayant le frottement et la force appliquée définitivement sur l'agent d'impulsion elle se réduise à un cheval, d'après le docteur Van Hecke. J'ai constaté qu'il suffit d'ailleurs d'un tiers ou d'un cinquième de celle-ci pour projeter dans les salles 60 mètres cubes d'air par malade et par heure. Un tuyau apporte au cylindre la vapeur de la chaudière située à côté; un autre plus petit l'emporte, après qu'elle a servi, dans le réservoir des bains où elle se condense; deux autres tuyaux enfin desservent la pompe alimentaire. Une courroie relie le volant à une roue circulaire qui, par une lanière de cuir, transmet le mouvement de rotation à l'agent d'impulsion.

La chaudière, de petit volume, occupe une chambre particulière creusée à l'extérieur du bâtiment et recouverte de vitres et d'un grillage. Outre ses soupape et sifflet de sûreté, son tuyau alimentaire et son tuyau de vapeur ordinaire, elle présente un petit tuyau supplémentaire destiné au réservoir des bains. Il se ferme à volonté par une longue clef. Deux appareils destinés à mesurer la quantité d'air en circulation sont placés sur le trajet du souterrain et communiquent avec des cadrans indicateurs. L'un, simple et réservé au mécanicien pour régulariser le mouvement, consiste en un demi-diaphragme de champ mobile dans la prise d'air, dont l'axe est commun avec celui d'une aiguille. Cette aiguille oscille sans cesse, sous l'influence des variations du courant aérien. L'autre, d'une précision merveilleuse, donne le chiffre de la masse d'air projeté par minute, heure ou année, et se contrôle avec la plus grande facilité et au premier moment venu, ainsi que je l'ai fait à plusieurs reprises. Il se divise en deux parties : la première, placée en travers du souterrain, en amont de l'agent d'impulsion, dans un tambour circulaire de zinc, est une roue spéciale à deux palettes que le courant met de lui-même en mouvement; la seconde, communiquant avec la précédente par une courroie, est une toute petite boîte carrée munie de quatre aiguilles; la première indique le nombre de révolutions de la roue par unité; la deuxième montre les centaines; la troisième les dizaines de mille; la quatrième les millions. Connaissant le volume d'air introduit à chaque révolution, il suffit de multiplier par le nombre indiqué, puis de diviser par le chiffre de malades pour avoir la quantité réservée à chacun. Or, le 29 mars, de 11 heures 35 à 12 heures 35, le piston donnant 28 coups à la minute, les aiguilles indiquèrent 8600 tours,

(1) Ce même homme fait le service des trois calorifères pendant l'hiver.

qui multipliés par 1m60 cubes (volume correspondant à une révolution) donne 14620m.c., lesquels, divisés par 174 malades, laissent le quotient 80 mètres cubes par lit et par heure. Cette quantité peut d'ailleurs être augmentée ou diminuée avec la somme de vapeur ou le nombre de coups de piston. Je l'ai vue atteindre le chiffre de 120 mètres cubes.

Les bains distribués à l'hôpital sont liquides et en vapeur.

Le réservoir est échauffé en permanence par la vapeur qui a servi à la propulsion du piston, et d'une manière accidentelle et supplémentaire en cas d'urgence, par de la vapeur prise directement à la chaudière. La masse totale d'eau est élevée en une heure de 22° centigrades à l'aide de la première seule, et de 32° centigrades avec les deux. Un diverticulum de l'un des tuyaux dessert les bains de vapeur qui ont ainsi l'avantage d'être plus chauds, plus secs qu'auparavant. Un vase de cuivre à double fond vers sa sortie reçoit au besoin des plantes aromatiques.

Tel est l'appareil érigé par le docteur Van Hecke, pour ventiler et, de plus, chauffer en hiver. En été les calorifères ne sont pas allumés, et un système de linges humides en évaporation placés sur le trajet de l'air lui donne toute la fraicheur désirable.

M. Van Hecke ne s'explique pas sur la somme de dépenses de construction et d'entretien de son appareil, mais il affirme qu'il coûtera moitié de celui à eau chaude et attraction établi dans le bâtiment des femmes (système Duvoir). Les calorifères de ce côté gauche de l'hôpital brûlaient 6000 kilogr. et la chaudière des bains 2000 par mois. Du 1er avril au 1er mai 1858, 3000 kilogr. seulement ont été consommés pour les bains et la ventilation du bâtiment des hommes.

L'appareil projette de 60 à 120 mètres cubes d'air pur par heure et par lit, tandis que le chiffre demandé par le cahier des charges n'est que de 70 mètres. Il dessert des bains avec une célérité et une abondance de calorique supérieurs à l'ancien système. A l'aide de registres, c'est-à-dire de ces plaques de tôle, qui agrandissent ou diminuent le diamètre des bouches afférentes des salles, on régularise à volonté la proportion d'air ; ainsi, dans la salle Saint-Pierre affecté à la chirurgie, il est facile d'en donner une plus grande quantité.

Je conclus donc, jusqu'à nouvel ordre, à la supériorité de cet appareil au point de vue hygiénique et pécuniaire. Il est totalement exempt de danger, puisque partout l'air y circule en pleine liberté, sans être confiné. Avec les 80 mètres cubes d'air et la circulation facile à la fois, près des bouches afférentes et au niveau des bouches efférentes, il n'existe aucune odeur dans les salles, à moins qu'une cause accidentelle ne soit venue vicier l'atmosphère. L'expérience, toutefois, sera le seul véritable *criterium* et prononcera en dernier ressort. Mais je puis affirmer que l'on ne sent dans les salles, ni près des latrines, aucune mauvaise odeur. Je voudrais pouvoir en dire autant de mes salles de femmes où fonctionne l'appareil *Duvoir*.

Cette nouvelle construction de M. le docteur Van Hecke confirme tous les avantages qui ont été déjà signalés à l'hôpital Beaujon. Et ce dernier appareil est très-digne d'éloge et d'attention, en ce qu'il est plus simple, plus économique encore et produit des effets supérieurs à ceux qui jusqu'ici avaient été obtenus.

Le docteur Max Vernois,

Membre de l'Institut, médecin consultant de l'Empereur, médecin de l'hôpital Necker, membre du Conseil d'hygiène publique et de salubrité du département de la Seine, chevalier de la Légion-d'Honneur.

ADMINISTRATION GÉNÉRALE DE L'ASSISTANCE PUBLIQUE.

PROCÈS-VERBAL de réception du système du docteur Van Hecke appliqué à l'hôpital Necker (bâtiments des hommes).

Le Directeur général, après avoir pris connaissance du rapport de la commission, en date du 13 septembre 1858, déclare :

1° Que les calorifères ont une puissance suffisante pour maintenir en hiver une température convenable dans les salles et leurs annexes ;

2° Que les appareils de ventilation donnent, dans des conditions convenables, une quantité d'air plus considérable que celle qui était demandée ;

3° Que la vapeur, après avoir fait marcher la machine, est bien utilisée pour chauffer l'eau des bains;

4° Que les appareils sont construits avec de bons matériaux et se trouvent dans des conditions d'un fonctionnement régulier et de longue durée.

La conséquence de ce qui précède est que le docteur Van Hecke a loyalement et largement rempli les conditions imposées par le cahier des charges.

La Commission propose, en conséquence, de recevoir d'une manière définitive, les travaux dont il s'agit.

Le Directeur général de l'Assistance publique,

(Signé) : DAVENNE.

Paris, 22 septembre 1858.

ACADÉMIE NATIONALE, AGRICOLE ET INDUSTRIELLE.

Hier soir a eu lieu, à l'Hôtel-de-Ville, l'assemblée annuelle de l'Académie nationale agricole, manufacturière et commerciale.

L'Académie a distribué plusieurs médailles à des savants, des auteurs, des manufacturiers et des agriculteurs de divers pays.

Elle a principalement présenté une médaille d'or de première classe au docteur Van Hecke pour son admirable système de ventilation adopté par l'administration de l'assistance publique pour les hôpitaux Necker et Beaujon à Paris. Facile à appliquer, peu coûteux, très puissant avec l'emploi d'une petite force motrice, dépenses d'entretien presques nulles; économie telle qu'en employant ce système, au lieu de causer une dépense il réalise un bénéfice; tels sont en peu de mots les avantages de cette découverte, qui est un bienfait réel pour l'humanité.

M. Jobard, directeur du Museum royal de Belgique, dont la science déplore la fin récente, s'exprimait ainsi dans son grand ouvrage intitulé : *Les Nouvelles Inventions.*

« Rousseau a dit : Le souffle de l'homme est mortel à ses semblables. » Cela est vrai moralement et physiquement, et la ventilation du docteur Van Hecke est aussi nécessaire que l'adoption de la vaccine. »

(Extrait du *Messager* du 3 juillet 1858.)

MINISTÈRE DE L'INTÉRIEUR.

RAPPORT fait à S. Exc. M. le Ministre de l'intérieur sur les appareils de chauffage et de ventilation de l'Asile impérial du Vésinet.

Monsieur le Ministre,

Vous avez nommé une commission composée de MM. le baron de Watteville, Gilbert, Laval et Grassi, pour examiner les appareils de chauffage et de ventilation établis par M. Van Hecke à l'Asile impérial du Vésinet.

Cette commission a eu l'honneur d'adresser à Votre Excellence un premier rapport où se trouvait consigné le résultat de son examen.

Elle avait constaté que l'appareil de ventilation de M. Van Hecke, mis en mouvement par sa machine à vapeur, marchant avec une vitesse modérée, envoyait dans les salles environ 31000 mètres cubes d'air par heure. Ce volume d'air pouvait même être facilement augmenté; par conséquent, sous ce rapport, l'appareil de M. Van Hecke fournissait une masse d'air beaucoup plus considérable que celle qui pouvait être exigée d'après le cahier des charges, condition très-favorable, puisqu'il est toujours facile de modérer un excès de puissance des appareils, et que cet excès de force peut être utilement employé si une circonstance malheureuse, une épidémie, par exemple, nécessitait un jour un surcroît de ventilation.

Après avoir loué cette partie du travail du docteur Van Hecke, la commission vous signalait que l'air injecté était inégalement réparti, que les cabinets d'aisances n'avaient qu'une ventilation insuffisante, et que les calorifères, dont la surface de chauffe avait été calculée pour un volume d'air beaucoup moindre, étaient insuffisants pour élever au degré convenable la température *de la masse d'air beaucoup plus considérable que fournissait le ventilateur.*

Sur votre ordre, un des calorifères qui dessert une partie de l'établissement a été changé par ce constructeur; une distribution plus exacte de l'air a été faite dans les diverses salles, et des modifications ont été apportées à deux séries de cabinets d'aisances (1).

La commission a procédé à un nouvel examen dont elle vient aujourd'hui faire connaître le résultat à Votre Excellence.

Les réparations dont il vient d'être parlé n'ont été terminées qu'après les grands froids de cet hiver, ce qui ne nous permet pas de présenter une longue série d'observations. Le 26 mars, la température extérieure étant de 3° au dessus de zéro, celle des salles était comprise entre 18° et 19°; celle des couloirs était de 14°. Pour maintenir cette chaleur constante, le feu était très-faible dans le calorifère, qui aurait pu recevoir facilement trois fois plus de charbon qu'il n'en contenait.

Quelques jours avant, l'un de nous, M. Laval, avait constaté que la température extérieure étant de 5° au-dessous de zéro, celle de toutes les salles était comprise entre 21° et 22°. Il y avait donc alors une différence de 27° entre la température extérieure et celle des salles. Cet excès de chaleur était facilement maintenu sans trop chauffer le calorifère.

Cette expérience nous paraît concluante, et nous ne doutons pas que ce calorifère ne puisse maintenir à une température constante de 15° les diverses salles qu'il dessert même par les froids les plus rigoureux.

Nous ne nous dissimulons pas, Monsieur le ministre, la difficulté qu'il y avait à vaincre. Porter, par des canaux souterrains, la chaleur d'un calorifère dans des salles qui s'en trouvent éloignées *de 50 mètres en ligne horizontale*, est toujours une chose difficile, surtout si on ne veut pas chauffer outre mesure les salles voisines du foyer de chaleur. Cette difficulté a été surmontée avec un plein succès par M. Van Hecke. Toutes ses salles ont une température parfaitement uniforme, qui ne varie guère que de 1°, comme l'ont prouvé nos opérations thermométriques.

L'assainissement des cabinets d'aisance destinés à de grandes réunions de personnes présente aussi de grandes difficultés. Cette question d'hygiène avait à juste titre attiré l'attention de votre ad-

---

(1) Une des conditions du cahier des charges imposait au docteur Van Hecke l'obligation d'utiliser des *canaux* et des *dispositifs* antérieurement établis *par un autre constructeur*, et cette obligation explique les difficultés que le docteur Van Hecke a dû rencontrer dans cette application. C'est pour ce motif qu'il a été fait une réserve au contrat, et que Son Excellence a supporté les frais nécessités par ce supplément de travail.

ministration, qui, par un article du cahier des charges accepté par le constructeur, avait exigé que cet assainissement fût complet.

Comme nous avons eu l'honneur de vous le dire, Monsieur le Ministre, les premières dispositions (1) prises pour les cabinets d'aisances de l'Asile du Vésinet n'avaient pas été heureuses ; mais les modifications introduites depuis peu ont produit le meilleur résultat. Les cabinets d'aisance modifiés ne laissent maintenant rien à désirer, l'absence d'odeur y est complète et l'air qu'on y respire est aussi pur que celui des salles. Cet heureux résultat est dû à un ensemble de dispositions qui permet de produire dans ces cabinets un renouvellement d'air considérable, sans être incommode, et qui emporte sans cesse les émanations qui peuvent remonter de la fosse.

Une expérience bien simple nous a permis d'apprécier le rôle de la ventilation. Après avoir constaté l'absence de toute odeur, nous avons supprimé l'arrivée de l'air et l'infection n'a pas tardé à se produire ; pour la faire disparaître en quelques instants, nous n'avons eu qu'à rétablir la ventilation.

Après avoir constaté ces résultats, nous aurions désiré, Monsieur le Ministre, vous présenter une évaluation de la dépense occasionnée par le jeu des appareils de chauffage et de ventilation. Malheureusement la saison trop avancée ne nous a pas permis d'évaluer exactement la quantité de charbon nécessaire au chauffage. Si nos observations sont suffisantes pour nous permettre de conclure que le nouveau calorifère a assez de puissance pour maintenir une bonne température dans les diverses salles, elles ne sont pas assez nombreuses et surtout elles n'ont pas été faites dans une saison assez rigoureuse pour nous permettre de vous dire quelle sera la dépense occasionnée par le chauffage de l'établissement ; des observations ultérieures viendront remplir cette lacune.

Nous pouvons dès aujourd'hui, Monsieur le Ministre, vous faire connaître la dépense exacte occasionnée par la ventilation. Avec l'aide de M. l'économe de l'Asile du Vésinet, nous avons tenu compte de la quantité de charbon consommé par la machine à vapeur et nous avons noté le travail fait par cette machine, c'est-à-dire le nombre de mètres cubes d'air qu'elle avait envoyé dans les salles pendant un temps donné. Les appareils de mesure liés au ventilateur et qui inscrivent sur un compteur le travail produit, nous ont rendu cette détermination facile.

Voici les résultats obtenus :

(1) Ces premières dispositions n'ont pas été l'œuvre du docteur Van Hecke.

La machine à vapeur, marchant sans interruption pendant trois jours, a employé 837 kilos de charbon, soit 279 kilos par jour, soit enfin 11 kilos 600 par heure. Pendant ce temps elle a envoyé dans les salles 2539605 mètres cubes d'air, soit en moyenne 35281 mètres cubes d'air par heure. Cette quantité est presque double de celle qui était exigée par le cahier des charges.

Cette consommation de charbon est très-minime quand on la compare à celle qui est occasionnée par divers appareils de ventilation qui fonctionnent actuellement dans les hôpitaux de Paris. M. Van Hecke avait déjà obtenu un résultat très-économique à l'hôpital Necker, où son appareil injecte dans les salles 17600 mètres cubes d'air par heure, en employant 7 kilos 300 de charbon. Ce résultat se trouve dépassé à l'Asile Impérial du Vésinet, où 35000 mètres cubes d'air injectés par heure n'exigent que 11 kilos 600 de charbon (1).

En résumé, Monsieur le Ministre, l'opinion unanime de la commission est que les dernières dispositions prises par M. Van Hecke pour la répartition uniforme de l'air de ventilation, pour le chauffage des salles et l'assainissement des cabinets d'aisances, *ont parfaitement rempli le but qu'il fallait atteindre;* et elle vous prie, Monsieur le Ministre, de vouloir bien ordonner que ces dispositions prises pour une partie seulement de l'Asile soient immédiatement appliquées au reste de l'établissement (2).

Nous avons l'honneur d'être, etc.

(Signé) : Baron de Watteville, *Inspecteur général au ministère de l'Intérieur;*
Laval, *Architecte en chef des Asiles impériaux*, etc.;
Gilbert, *Architecte, membre de l'Institut;*
Grassi, *Docteur ès-sciences et en médecine.*

Pour copie conforme :
Le conseiller d'Etat, secrétaire général,
(Signé) : Cornuau.

---

(1) La vapeur, qui a fait marcher le ventilateur, est complétement utilisée pour le service des bains de l'infirmerie, l'office, etc.

(2) L'asile se compose de 10 pavillions qui se relient entre eux, et dont le centre forme la chapelle. Neuf de ces pavillons, ainsi que la chapelle, sont chauffés par 6 calorifères, et une seule machine de 3 chevaux suffit pour ventiler tous les pavillons à la fois. Aucun système n'a été appliqué jusqu'ici sur une aussi vaste échelle.

HOPITAUX CIVILS DE LYON.

PROCÈS-VERBAL des expériences faites des appareils de ventilation établis par le docteur Van Hecke dans les deux pavillons de l'hôpital de la Croix-Rousse.

1° *Appareils du pavillon Nord* :

Le résultat obtenu, en une heure, a été de 15050 mètres cubes d'air, la machine à vapeur marchant à faible vitesse (46 coups de piston à la minute).

2° *Appareils du pavillon Sud* :

Le résultat, par heure, a été de 22450 mètres cubes, la machine à vapeur faisant 54 révolutions (coups de piston) à la minute.

La quantité d'air à fournir, d'après le programme, étant de 9600 mètres cubes par heure et par pavillon, ce chiffre se trouve dépassé de 5900 mètres cubes pour le *pavillon Nord* et de 12850 mètres cubes pour le *pavillon Sud*.

Lyon, le 12 juin 1860.

(Signé) : C. PEZARET,
Architecte délégué par l'administration.

De la VENTILATION des navires (1), par M. Grassi.

« Les hygiénistes qui se sont occupés des inconvénients produits par les agglomérations d'individus sains ou malades, et des moyens de les éviter, ont obtenu, dans ces dernières années, des résultats d'une grande importance. Les diverses administrations ont été entraînées et sont entrées dans la voie du progrès, malgré les grands sacrifices qu'elles sont obligées de s'imposer. On n'élève

(1) Voir le rapport complet dans les *Annales d'hygiène publique et de médecine légale*, 2e série, tome VIII, 1857.

plus maintenant l'édifice destiné aux grandes réunions d'hommes sans se préoccuper vivement des moyens de le chauffer et surtout de le ventiler.

C'est ce que fait l'administration de l'Assistance publique à Paris, non-seulement pour les hôpitaux qu'elle construit, mais encore pour ceux qui existent déjà. Un fait analogue se produit actuellement à Lyon et dans beaucoup de pays étrangers que je pourrais citer, et qui ne veulent pas rester en arrière dans cette marche progressive.

Son Excellence le ministre de la marine, désirant augmenter le bien-être des équipages et voulant mettre à profit les découvertes modernes, a nommé une commission chargée d'étudier l'appareil de ventilation que M. le docteur Van Hecke a établi l'année dernière à l'hôpital Beaujon, et de décider si ce système pourrait être avantageusement appliqué aux hôpitaux de la marine et aux navires de l'Etat.

D'après les conclusions du rapport remarquable de M. le docteur Sénard, secrétaire de la commission, M. le ministre a ordonné de faire à Toulon des expériences comparatives sur les divers systèmes de ventilation.

Le bâtiment l'*Adour* était sur le point de partir de Toulon pour Cayenne, où il devait transporter 500 forçats. 190 devaient être logés dans l'entrepont et 310 devaient trouver place dans le faux pont : sur l'*Adour*, transport de 900 tonneaux et de 120 chevaux, le faux pont a une capacité de 700 mètres cubes; il faut retrancher de cet espace, d'abord, 200 mètres cubes pour le volume des 310 forçats (64 litres, 2 par individu) et celui des divers objets qui peuvent s'y trouver et que je néglige, faute d'évaluation précise : il reste donc 500 mètres cubes d'air pour 310 individus. Cette évaluation est exacte et coïncide d'ailleurs avec une autre. On attribue à chaque forçat une surface de 0^m85, qui, sur une hauteur de 2 mètres, donne 1^m70. Telle est la capacité cubique qui était accordée à chaque individu pour cette longue traversée. Le changement d'atmosphère est d'ailleurs très-difficile dans cette partie du navire, car l'air n'y arrive par en haut qu'après avoir traversé les étages supérieurs. Les parois latérales du faux pont sont munies de hublots qui permettent quelquefois d'y établir un courant d'air; mais cette partie étant souvent immergée, les hublots doivent être presque toujours fermés. Le faux pont recevant en outre directement les émanations de la cale et de la cambuse, il est tellement insalubre que l'on regarde comme une chose heureuse de pouvoir ouvrir les hublots quelques heures par semaine.

L'administration reconnut que la position de ces forçats serait par trop fâcheuse, et elle fit installer sur l'*Adour* un ventilateur à force centrifuge, destiné à ventiler le faux pont. Le résultat obtenu n'ayant pas été suffisant, on plaça sur le navire six manches à vent verticales.

Enfin, sur l'ordre du ministre, on installa un ventilateur de M. Van Hecke, et les expériences comparatives furent faites :

1° Les manches à vent à parois métalliques étaient, comme je viens de le dire, au nombre de 6, leur diamètre de 0m,30 et leur hauteur de 7m,50 ; la partie supérieure de ces tubes, formant entonnoir, se trouvait à la hauteur des bastingages, et leur extrémité inférieure descendait jusqu'à environ 0m50 du faux pont ;

2° Le ventilateur à force centrifuge est établi sur le pont ; le conduit de 0m70 qu'il porte descend verticalement jusqu'au niveau du faux pont, où il se bifurque pour se continuer sous forme de deux coffres en bois appliqués sur les parois latérales. Ces coffres ont une section intérieure de 0m20 de côté et une section extérieure de 0m30 ; chacun d'eux a 35 mètres de longueur et présente de distance en distance des ouvertures fermées par des portes mobiles, destinées à l'introduction de l'air dans le faux pont.

3° Le ventilateur de M. Van Hecke est analogue à celui qui est installé à l'hôpital Beaujon et que j'ai déjà eu l'occasion de décrire (*Annales d'hygiène*, 2e série, t. VII) ; le cylindre qui renferme le ventilateur a 0m85 de diamètre ; il descend directement à fond de cale, n'a pas d'embranchements horizontaux, mais présente seulement à tous les étages des portes que l'on peut fermer ou ouvrir à volonté pour permettre l'entrée de l'air. Le seul changement introduit dans l'appareil pour l'appliquer à sa nouvelle destination consiste à le surmonter d'un tube collecteur qui n'est qu'une manche à vent ; la partie supérieure de cette manche se trouve à la hauteur des bastingages ; elle est formée par un chapeau à entonnoir, avec diaphragme à 45 degrés pour la réflexion de l'air dans l'axe du conduit. Ce chapeau tourne sur pivot et peut prendre toutes les orientations ; il permet ainsi de profiter de tous les mouvements de l'atmosphère et de les utiliser pour les besoins de la ventilation.

L'appareil de M. Van Hecke est muni d'un anémomètre et d'un compteur qui peut marquer 100 millions de tours sans perdre l'indication, comme celui de Beaujon. Il porte, en outre, un dynamomètre, dont l'aiguille mobile sur un cercle indique d'un coup d'œil, à un moment donné, l'état de la ventilation. (Pour plus amples détails, voir le *Mémoire* déjà cité.)

Le premier soin de la commission a été la graduation de l'appareil de M. Van Hecke ; elle a été faite dans la corderie, où on lui a fait parcourir un espace de 100 mètres. Dans cinq expériences successives, le nombre de révolutions a varié de 73 à 77, la moyenne des expériences a été de 75. La section de l'anémomètre était 0^m5676 et la longueur du cylindre d'air de 100 mètres ; son volume, qui correspond à 75 révolutions, est de $56^{m}76$, d'où on conclut que chaque révolution de l'anémomètre correspond au passage de 0^m7568 d'air.

Pour avoir maintenant le volume d'air déplacé dans une expérience, il suffit de connaître le nombre de révolutions indiqué par les aiguilles du compteur.

Dans les expériences comparatives, les manches à vent ont donné ce qu'elles devaient donner : un assez bon résultat quand le vent souffle, presque rien par un temps calme.

On a fait marcher le ventilateur à force centrifuge. *Huit* hommes l'ont mis en mouvement et lui ont imprimé une grande vitesse, mais on n'a pas pu faire de mesures anémométriques exactes ; on avait oublié de se munir d'un anémomètre ! On a donc été obligé de s'en tenir à une évaluation approximative de la vitesse du courant d'air. Cette vitesse, multipliée par les sections du conduit, a donné un volume d'air évalué au maximum à 3,000 mètres cubes par heure.

Une première expérience a été faite pour constater l'effet de l'appareil Van Hecke dépourvu de la manche à vent qui le surmonte et qui a été enlevée. *Un seul homme* a fait tourner la manivelle; l'expérience a duré deux minutes, et le volume d'air calculé pour une heure a été de 6357 mètres cubes.

Une deuxième expérience analogue a duré cinq minutes, et a donné sensiblement le même résultat.

Une troisième expérience devenait nécessaire pour constater l'effet de l'appareil complet, c'est-à-dire du ventilateur surmonté de la manche à vent. Un seul homme a encore été employé, et le produit a été de 9690 m. c. par heures.

En comparant ces résultats, on voit que l'appareil de M. Van Hecke, dépourvu de sa manche à vent, mû par un homme, donne 6357 m. c., tandis que l'appareil à force centrifuge, mis en mouvement par huit hommes, ne donne que 3000 m. c. Le rapport des effets est donc égal à celui de 17 à 1.

Si l'on surmonte l'appareil de sa manche à vent, le rapport des produits devient égal à celui de 25,8 à 1.

Malgré la supériorité incontestable que je reconnais à l'appareil de M. Van Hecke, je ne puis m'expliquer cette énorme différence, qu'en supposant que le ventilateur à force centrifuge présentait quelque vice de construction.

Quoi qu'il en soit, les expériences relatives à l'appareil de M. Van Hecke ne laissent pas le moindre doute. Il est démontré que ce ventilateur peut injecter sans sa manche à vent, c'est-à-dire dans les circonstances les plus défavorables, 6357 m. c. d'air par heure, dans le faux pont de l'*Adour*, dont la capacité doit être de 500 m. c. et changer ainsi plus de dix fois son atmosphère dans cet espace de temps. Dans ces circonstances, chaque forçat recevra 20,5 m. c. d'air pur par heure, et se trouvera par conséquent dans de bonnes conditions. Cette opinion étant celle du médecin du bord, l'*Adour* a levé l'ancre et est parti pour Cayenne.

Il serait à désirer que cette traversée fût mise à profit pour continuer et compléter ces expériences, en notant avec soin l'état de l'atmosphère et la température des diverses parties du navire. Ces résultats seraient des documents précieux pour l'hygiène (1).

De nouvelles expériences ont été prescrites par Son Excellence le ministre de la marine et des colonies. Il s'agissait cette fois de comparer l'appareil de M. Van Hecke avec le ventilateur de M. Sochet, dont on faisait grand cas, et auquel on attribuait une grande puissance. (Fonssagrives, *Hyg. navale*, p. 252.)

Les deux appareils ont été installés à bord de la *Gironde*, transport de 1200 tonneaux ayant une machine de 160 chevaux.

Le ventilateur de M. Sochet est une hélice qui porte dix palettes. Elle est mise en mouvement par un vis sans fin, que commande une roue dentée; l'hélice fait dix révolutions pour chaque tour de manivelle.

L'appareil de M. Van Hecke est analogue à celui de l'*Adour*; seulement il a un plus grand diamètre; il est muni d'un anémomètre et d'un compteur.

Les tuyaux adaptés à ces deux appareils descendent verticalement à fond de cale; aucun d'eux n'a d'embranchement horizontal; ils sont placés dans les mêmes conditions.

Afin d'employer la même force, on a désigné trois hommes qui

(1) Voir le RAPPORT de M. ARNOUX, médecin du bord, pages 57 et 58.

devaient chacun les faire marcher successivement pendant deux minutes, en employant *toute leur force musculaire.*

Voici les résultats obtenus:

1° *Appareil Sochet.* Le nombre de tours de manivelle en deux minutes a été de 128, et la quantité d'air injecté 181 m. c., soit par heure 5430 m. c.

2° *Appareil Van Hecke.* Le nombre de tours de la manivelle en deux minutes a été de 52, et la quantité d'air injecté de 612 m. c., soit par heure 18360 m. c.

Deux autres expériences, faites dans des circonstances analogues, ont donné des résultats semblables.

Les appareils étant dans les mêmes conditions, mus par la même force, celui de M. Van Hecke est à celui de M. Sochet comme 3,38 est à 1.

L'avantage en faveur du premier est donc énorme.

Voilà donc un appareil qui est moins encombrant que les six manches à vent dont on se sert actuellement, qui, comme elles, recueille l'air quand il fait du vent et le fait servir à la ventilation, et qui, lorsque les manches à vent ne donnent rien, peut fournir 6357 mèt. cub. d'air par heure, par le travail d'un homme, comme sur l'*Adour*, ou 18360 mètres cubes en employant *toute sa force*, comme sur la *Gironde.*

Dans tous les navires munis d'une machine à vapeur, rien de plus simple que de mettre le ventilateur en mouvement au moyen de la machine, comme on le fait pour les pompes d'épuisement. Il n'exige jamais plus de 2 chevaux de force, c'est-à-dire une quantité presque insignifiante, même pour des navires de 120 ou 160, comme l'*Adour* et la *Gironde.*

Si ce volume, déjà grand, de 18000 mètres cubes par heure, était jugé insuffisant pour des navires de premier rang ou pour les grands navires à vapeur, qui sont divisés en deux parties par la machine, on pourrait installer deux appareils.

En résumé, l'appareil de M. Van Hecke remplit toutes les conditions exigées. Il permet de résoudre pratiquement l'importante question de la ventilation des navires, et peut rendre, sous ce rapport, un immense service à l'hygiène navale. Son adoption par M. le ministre de la marine couronnera dignement toutes les mesures prises pour améliorer le sort des équipages.

MINISTRE DE LA MARINE ET DES COLONIES.

Extrait du RAPPORT adressé par le docteur ARNOUX, Chirurgien-Major du transport l'Adour, à Son Excellence l'amiral, ministre de la marine et des colonies.

« L'appareil de ventilation du docteur Van Hecke, d'une construction fort simple et facilement réparable à bord en cas d'accident, n'a cessé de fonctionner pendant la campagne, la nuit comme le jour.

Un homme seul le fait marcher sans fatigue pendant un quart d'heure et plus. Une série partageait cette corvée tour à tour.

Quant à l'effet produit, je penche maintenant, après maintes contestations avant le départ, pour l'opinion du docteur Van Hecke, relativement à la dispersion de l'air injecté dans un lieu quelconque; les extrémités du faux pont m'ont toujours paru aussi aérées que les autres points. M. le docteur Van Hecke l'avait démontré à Paris devant des commissions nombreuses ; mais ce n'est qu'avec difficulté que je renonçais à l'opinion qui m'avait toujours été professée, et que soutenait aussi M. le directeur des constructions navales de Toulon, à savoir : que l'air injecté par le ventilateur dans le faux pont en sortirait tout ou en grande partie par les ouvertures voisines sans produire d'effet sensible sur les extrémités de cette partie du bâtiment.

Je pense maintenant, comme M. Van Hecke, que l'air injecté se conduit comme un liquide quelconque, et s'établit couche par couche en raison de sa densité. L'air injecté étant plus dense s'établit à la base du faux pont, en nappes ou couches horizontales qui se superposent en faisant refluer l'air moins dense par les ouvertures supérieures.

En résumé, monsieur le ministre, je puis déclarer hautement que jamais aucun navire n'a été si bien aéré. Dans le faux pont inférieur de l'*Adour*, avec 310 condamnés, à quelle heure qu'il fût, jour ou nuit, on pouvait pénétrer sans éprouver la sensation de ces émanations qu'on a toujours, je ne dirai pas dans un faux pont, mais dans les batteries de frégate ou de vaisseau, lorsque les hommes sont couchés. Le matériel, enfermé dans les cales, n'exhalait aucune odeur de goudron, de moisissures ou autres. Le commandant et les officiers du bord ont déclaré souvent *que cette partie du navire était la plus agréable et la plus saine à habiter*. Deux fois le faux pont m'a paru un peu odorant, en allant faire ma visite aux condamnés à sept heures du matin ; j'appris que, par des raisons de service, le ventilateur Van Hecke avait cessé de fonctionner depuis quatre heures du matin, et après dix minutes ou un quart d'heure de marche, tout était dissipé comme par enchantement.

A cette puissante ventilation, j'attribue en grande partie les succès obtenus ; 310 condamnés ont couché et mangé dans le faux pont pendant la traversée de Toulon à Cayenne (35 jours) où nous avons déposé 500 condamnés *sans délivrer un seul billet d'hôpital;* pendant la traversée de retour, il y avait dans cette partie du navire environ 130 cadres ou hamacs pendus, plus une vingtaine de passagers couchés au-dessous ; sur ce nombre 60 malades. Il en a été de même : tous sont arrivés à Brest, et jamais nous n'avons éprouvé aucune mauvaise odeur à n'importe quelle heure de la nuit.

La partie du navire située à l'arrière de la machine, et destinée aux officiers passagers, laisse tout à désirer sous le rapport de l'aération. En l'état, on ne peut y loger un malade sérieux. J'ai été dans l'obligation de placer un frère de Ploërmel, très-gravement malade, avec les soldats et matelots, où il a été beaucoup mieux pendant toute la traversée.

A cette partie du navire, il conviendrait d'adapter un deuxième ventilateur Van Hecke qui, marchant quatre heures par jour, donnerait de l'air dans le poste des chirurgiens en sous ordre et dans le logement des officiers passagers qui, tous, ambitionnaient le bien-être des soldats et matelots malades.

Le ventilateur du docteur Van Hecke ne nécessite qu'un homme pour le faire manœuvrer ; on peut aussi le faire marcher par la machine à vapeur du bâtiment. Par un homme seul, il donne de très-beaux résultats et peut assurer une ventilation suffisante, et je n'hésite pas à le considérer *comme un instrument précieux à adopter dans la marine impériale, et à proposer d'en généraliser l'emploi.*

Telle est, monsieur le ministre, notre humble appréciation de ces moyens d'aération si avantageux pour l'hygiène navale.

J'ai l'honneur d'être, avec le plus profond respect, monsieur le ministre, votre très-humble et très-obéissant serviteur.

(Signé) : Dr Arnoux.

Brest, le 20 août 1857. »

ECOLE COMMUNALE DE LA VILLE DE NIVELLES.

Extrait du RAPPORT de la commission de salubrité publique.

Nous, Alex. Lagasse, pharmacien et professeur de chimie, R. Carlier, architecte, Fr. Lebon, Fr. Dupuis et E. Hanon, docteurs en médecine, tous membres du comité de salubrité publique, et D. Froment, professeur de mathématiques et de physique au collége communal de Nivelles (chargé spécialement de suivre les expériences et d'en constater les résultats), sur l'invitation de l'administration communale, nous nous sommes réunis le 25 octobre dernier, à l'effet de procéder à la réception des appareils de ventilation et de chauffage, établis dans l'école communale de Nivelles par M. le docteur Van Hecke, suivant un marché à forfait passé entre lui et ladite administration.

Nous avons d'abord pris connaissance du contrat qui stipule :

1° Que M. Van Hecke s'engage à fournir et à poser dans la nouvelle école communale de Nivelles un appareil de chauffage à double effet (breveté), en fonte et tôle de fer (semblable à ceux établis aux hôpitaux Necker et Beaujon, à Paris), avec chapeaux mobiles pour le nettoyage, cercle, barreaux, plaques, registres régulateurs, réservoir d'eau avec tube et entonnoir, lattes et armatures en fer, le tout construit dans les meilleures conditions de solidité et de durée, au moyen duquel appareil une température *minima* de quinze degrés centigrades pourra être maintenue en hiver pendant la durée des classes ;

2° Qu'il s'engage à fournir également un appareil de ventilation (breveté), avec volant et manivelle fixé sur l'arbre, lequel appareil sera suffisant pour fournir à l'aide d'un homme quatre mille mètres cubes d'air par heure dans les quatre classes. La prise d'air sera au nord en été et au sud en hiver.

Après avoir examiné le système que nous définissons ainsi :

Chauffage au moyen d'un calorifère à air chaud,

Ventilation *mécanique* par injection ou pulsion ,

Nous avons fait deux séries d'expériences ayant pour but, les premières (*a b c*), de déterminer la quantité *d'air froid* que l'on peut amener dans les classes par le ventilateur ; les secondes (*e*), la quantité ***d'air chaud*** que l'on peut renouveler en hiver, par les effets simultanés du calorifère et du ventilateur. Elles sont fondées sur le principe suivant : ***La quantité de fluide écoulé dans l'unité de temps est égale au produit de la vitesse par la surface de l'orifice.*** On calcule la vitesse par la formule :

$$V = 0^{m},125 \times 0^{m},091 \times n.$$

N est le nombre de tours que fait en une seconde l'axe de l'anémomètre de Combes, portant n° 160, instrument d'une précision extrême pour lequel cette formule a été faite.

La valeur de ce nombre étant la base de nos calculs, nous avons apporté à sa recherche une attention toute particulière.

AIR FROID.

(*a*) Dans la première expérience, l'anénomètre étant disposé dans l'orifice du canal porte-vent, on a fait tourner, pendant une minute, soixante-onze fois la manivelle du ventilateur, le courant produit a fait tourner l'axe de l'anémomètre trois mille cinq cent dix fois.

(*b*) Une deuxième expérience a donné trois mille quatre cent quarante-sept révolutions de l'anémomètre en une minute pour le même nombre de tours de la manivelle.

La moyenne de ces deux nombres est trois mille quatre cent soixante-dix-huit. En divisant ce nombre par soixante, le quotient cinquante-huit exprime le nombre de tours de l'anémomètre en une seconde.

Donc $n = 58$.

De là $V = 0^{m},125 \times 0^{m},091 \times 58 = 5^{m},403$.

L'air s'est donc écoulé par l'orifice avec une vitesse de $5^{m},403$ par seconde.

L'orifice du canal étant circulaire et ayant un mètre de diamètre, a pour surface $0^{m.\,car.},78$. Par conséquent, d'après le principe énoncé ci-dessus, la quantité d'air écoulée par seconde est égale à $5^{m},403 \times 0^{m.\,car.},70 = 4^{m.\,cub.},212$. Par heure, cette quantité est donc de $4^{m.\,cub.},212 \times 3600 = 15163,200$ mètres cubes ; par minute, $252^{m.\,cub.},720$ et par tour de manivelle de $3^{m.\,cub.},560$.

(*c*) Par une force faible imprimant à la manivelle 60 tours par minute, il a été introduit 12348 mètres cubes d'air froid par heure, soit par tour de manivelle 3 mètres cubes, 430.

Supposons qu'en une heure, un enfant fasse faire 1200 révolutions à l'appareil (le temps moyen est vingt minutes), nous trouvons 3 mètres cubes, 43 × 1200 = 4116 mètres cubes d'air fourni.

(*e*) ***Effets simultanés du calorifère et du ventilateur.*** — Dans cette expérience, l'anémomètre a indiqué 3190 révolutions en une minute et pour 63 tours de manivelle, ce qui équivaut à 3 mètres cubes, 650 par tour.

La force d'un enfant permettra donc de faire circuler dans les classes une quantité d'air chaud double et même triple de celle indiquée par le programme.

Pour remplir aussi complétement que possible la mission qui nous était confiée, nous nous sommes rendus fréquemment à l'école dans le courant de décembre et de janvier, afin de nous livrer encore à quelques expériences. Un chauffeur expérimenté avait été chargé par nous du soin du calorifère.

Une classe dépourvue d'élèves a été chauffée et ventilée ; deux autres classes renfermant l'une le nombre ordinaire d'enfants, l'autre, un nombre ***double***, ont été également chauffées et ventilées.

Ces expériences avaient pour but d'abord de constater le degré de température que donne exclusivement l'appareil et l'effet produit sur l'odorat suivant qu'on opère ou qu'on n'opère pas la ventilation ; ensuite de déterminer la quantité de charbon nécessaire pour obtenir le degré de température reconnu indispensable pendant toute la durée des classes, y compris celle où se donnent les leçons de musique. Il en est résulté qu'une chaleur de 15° à 19° a été constamment produite dans toutes les classes ; que dans la classe où il n'y avait que le nombre ordinaire d'enfants, l'odorat n'a été affecté par aucune odeur, que dans celle où l'on avait réuni un nombre ***double*** d'élèves, il y avait une odeur à peine perceptible.

Qui ne connaît plus ou moins l'odeur ***sui generis***, nauséabonde et fétide, qui se rencontre dans les locaux et les habitations où se trouvent réunis un grand nombre de personnes ? Ce genre de méphitisme, appelé, suivant l'énergique et pittoresque expression de Moïse, ***lèpre des maisons***, ***lèpre des murs***, ***lepra domorum***, appartient plus spécialement à la classe indigente. Des produits délétéres s'exhalent sans cesse du corps de l'homme par la respiration et par la sueur dans l'état même de la plus parfaite santé (matières organiques). Les vapeurs s'attachent aux vêtements, aux boiseries intérieures, aux murailles, et produisent cette infection particulière. Eh bien ! l'odeur insignifiante que nous avons perçue, qu'il nous a fallu presque rechercher, n'a d'autre source que les miasmes fixés sur les vêtements des enfants. Car il faut noter que des 140 élèves que nous avions fait rassembler dans la classe, il y en avait 125 pauvres, dont les habillements, chacun le sait, sont peu fréquemment lavés et rarement renouvelés.

Que l'on pénètre, comme nous l'avons fait, dans certaines écoles non ventilées, lorsque les enfants y sont depuis quelque temps, surtout après qu'ils y sont entrés avec des vêtements mouillés, et l'on aura la mesure du degré d'intolérabilité et de fétidité de cette sorte de méphitisme. L'on ne tardera point à s'apercevoir que la respiration est désagréablement, puis péniblement affectée, et que l'atmosphère contient des substances nuisibles. Que l'on se rende même dans des écoles récemment construites, où est établi un système de ventilation que nous avions aussi préconisé, à défaut de mieux, lequel consiste à faire entrer l'air extérieur par des ouvertures pratiquées au niveau du plancher, dans des conduits qui offrent à cet air un débouché à un mètre environ au-dessus de la tête des enfants, et à ouvrir en dessous du plafond des cheminées qui, pratiquées dans l'épaisseur des murailles et s'élevant au dessus du toit, puissent servir au dégagement de l'air dilaté et vicié ; l'on en sortira entièrement convaincu de la supériorité que présente le système que nous avons eu à juger.

Si, maintenant, nous envisageons ce système au point de vue pécuniaire, nous voyons qu'au lieu d'occasionner une dépense, on obtient, toutes choses égales d'ailleurs, sur la consommation journalière du combustible, une économie réelle. En moyenne, 90 kilog. de charbon suffiront pour la durée des classes, qui est de neuf heures au minimum (1), soit, pour les 150 *jours de la période d'hiver*, 13500 *kilog., à raison de* 23 *francs* 35 *centimes les* 1000 *kilog. rendus à l'école, ce qui portera la dépense totale à* 317 *fr.* 65 *c.*

Le chauffage coûtait auparavant 302 francs pour une capacité de 600 mètres cubes, en y comprenant celui de la classe de musique ; aujourd'hui l'on chauffe une capacité de 2500 mètres cubes, avec 317 francs.

La dépense, pour les cinq classes, sera donc de 2 FRANCS 11 CENTIMES PAR JOUR, *c'est-à-dire 42 centimes par classe*, tandis que

(1) Dans ce nombre d'heures sont comprises celles consacrées à la classe de musique et à la classe du soir pour les adultes.

par les procédés ordinaires (poêle), cette capacité, pour arriver au même résultat, aurait entraîné une dépense QUATRE FOIS AUSSI FORTE, et, qu'on le remarque bien, *sans renouvellement de l'air.*

Si l'administration tenait à ajouter un bénéfice à celui qu'elle réalisera déjà sur le combustible, cela lui serait facile en intéressant directement le chauffeur à l'économie qu'il pourrait faire annuellement sur la consommation ordinaire du charbon. Une prime qui serait en rapport avec les profits obtenus de cette manière lui serait accordée. Il est à notre connaissance que, sur les chemins de fer de l'Etat, ce moyen est mis très-avantageusement en usage.

En définitive, ce système procure *avec moins de frais* l'assainissement complet de toutes les classes, et à cet avantage il faut joindre celui qui permettra de recevoir un bien plus grand nombre d'enfants, sans augmentation de dépense, ni en construction, ni en chauffage, tout en restant dans d'excellentes conditions de salubrité.

CONCLUSIONS.

1° Il y a lieu d'accepter définitivement les appareils de M. Van Hecke, comme satisfaisant aux conditions stipulées dans le contrat, et comme réalisant parfaitement les résultats qui y sont annoncés ;

2° Ce système de chauffage et de ventilation combinés, outre sa simplicité, est d'un emploi des plus faciles ;

3° En procurant un renouvellement constant et suffisant de l'air, il constitue une des conditions fondamentales des locaux qui, comme celui de l'école, peuvent, sans ce moyen, devenir des foyers d'infection, dus à une atmosphère contaminée par des réunions nombreuses d'individus ;

4° Il dépasse les espérances qu'on en avait conçues, pouvant fournir un volume d'air triple de celui qui était demandé par l'administration ; un homme, un enfant même, en tournant la manivelle seulement pendant vingt-cinq minutes par heure, et sans aucune fatigue, pourra donner 8000 et jusque 12000 mètres cubes d'air frais en été, et pareille quantité d'air chauffé en hiver ;

5° Une température oscillant, terme moyen, entre 16° et 20°, quelle que soit la température extérieure, pourra toujours être maintenue, chaleur qui dépasserait, dans ce dernier cas, de 5 degrés celle qui est exigée par l'hygiène, et qui était imposée par le programme ;

6° Il résulte de son application une économie notable sur le combustible;

7° Enfin, il résume conjointement avec l'orientation du local choisi conformément aux instructions du gouvernement et sa situation sur un point élevé, à l'abri de l'humidité, quatre conditions aussi rares que précieuses : *facilité*, *utilité*, *salubrité*, *économie*, et résout ainsi d'une manière positive l'une des questions qui intéresse au plus haut point l'humanité, et qui a fait de tout temps l'objet le plus important peut-être des études et des préoccupations des hygiénistes.

Nivelles, 15 février 1860.

(Signé) : Alex. Lagasse, R. Carlier, Dr Lebon, F. Dupuis, D. Froment et E. Hanon, *rapporteur.*

ÉCOLE COMMUNALE DE NIVELLES.

Le *Moniteur belge* du 30 octobre 1859 donne la note suivante :

« Nous apprenons qu'une commission composée des membres du comité d'hygiène publique de Nivelles, auxquels a été adjoint M. Froment, professeur de mathématiques et de physique au collége communal de la même ville, a été convoquée mardi dernier pour constater les effets obtenus par le système du docteur Van Hecke, qui vient d'être appliqué à la nouvelle école communale. Cet établissement contient quatre grandes classes pour cent élèves chacune et a une capacité d'environ 2500 mètres.

» L'administration avait demandé un renouvellement d'air de 4000 mètres cubes par heure (air chaud en hiver, air froid en été).

» Les expériences qui viennent d'être faites par la commission ont donné les résultats les plus satisfaisants, l'appareil permettant de fournir, été comme hiver, 12000 mètres cubes, c'est-à-dire trois fois autant que l'indiquait le programme.

» Ces 12000 mètres sont obtenus par les appareils perfectionnés de l'inventeur. Dès aujourd'hui on estime que la dépense d'entretien journalier ne dépassera pas 2 fr., et pour arriver au même résultat par les moyens ordinaires, les frais de combustible s'élèveraient pour le moins à 8 fr. On comprend ce que l'emploi de ce système a d'avantageux, puisque le local, tel qu'il est, pourrait, sans augmentation de dépenses, recevoir un nombre bien plus considérable d'enfants, tout en conservant les conditions les plus indispensables de la salubrité. »

ACADÉMIE DES SCIENCES DE PARIS.

HYGIÈNE PUBLIQUE. — VENTILATION (1).

Remarques à l'occasion d'une communication récente de M. Morin; extrait d'une lettre de M. R. WALTERS.

« En Angleterre et en Europe, les moyens proposés par M. Morin » ont été maintes fois mis en pratique, mais jamais avec le succès » qu'on en attendait. Ou bien la ventilation était trop faible et in- » efficace, ou bien il y avait production de courants d'air si » intenses que tout le monde s'enrhumait. Tel est le cas, par » exemple, à l'hôtel de ville de Birmingham, belle salle de concert, » où l'on a arrangé tous les becs de gaz près du plafond (2), afin de » les faire servir à la ventilation en même temps qu'à l'éclairage. » Or, les courants d'air dans cette salle sont quelque chose de » vraiment extraordinaire ; aussi est-elle abandonnée par les » dames de la ville, qui ne peuvent s'y trouver quelque temps » sans gagner des rhumes ou d'autres maladies plus graves. Je » pourrais citer quantité d'exemples pareils.

» Dans une petite ville de province, en Angleterre, j'ai trouvé » une salle de fumeurs qu'on avait essayé de ventiler en établis- » sant des tuyaux au-dessus de chaque bec de gaz. Ces tuyaux » conduisaient l'air échauffé en dehors de la chambre. Or, il n'est » pas possible de rester dans cette salle lorsqu'il y a plus de six à » huit personnes qui fument à la fois, et la salle est faite pour con- » tenir quarante à cinquante personnes.

---

(1) A propos de l'aérage des théâtres.

(2) Comme les *lustres* des salles de spectacle.

» Je profiterai de cette occasion pour dire combien j'ai admiré, » pendant un récent séjour à Paris, le système de ventilation du » docteur Van Hecke, établi à l'hôpital Beaujon, à l'hôpital Necker, » à l'Asile impérial du Vésinet, etc. Ce système est le plus efficace » et le plus économique que j'aie encore vu. L'air des salles est » pur comme celui des champs; on n'y sent pas la moindre odeur, » et de plus il n'y a pas le moindre courant d'air. Hiver et été, les » salles sont maintenues à une température de 15°, en chauffant » l'air pendant l'hiver, en le refroidissant pendant l'été. L'excès de » vapeur de la petite machine qui fait mouvoir le ventilateur sert » à donner des bains, etc. Enfin, un seul homme suffit pour soi- » gner le tout. »

(*Extrait du compte rendu de l'Académie, du 13 août 1860, pages 302 et 303.*)

MINISTÈRE DE LA JUSTICE.

(BELGIQUE.)

On lit dans le ***Moniteur*** :

« Un appareil de ventilation, inventé par M. le docteur Van Hecke, a été établi il y a quelque temps dans les ateliers du ***Moniteur belge***, où l'inventeur l'a fait fonctionner sous les yeux d'une commission nommée par M. le ministre de la justice pour constater le degré d'utilité de cet appareil.

Nous croyons devoir donner l'analyse du rapport de cette commission.

Le nouveau système de ventilation se compose de plusieurs éléments qui, par leur combinaison, permettent : 1° d'extraire l'air vicié; 2° d'introduire de l'air pur; 3° de contrôler, de mesurer, d'activer ou de modérer à volonté les effets de l'aérage suivant les besoins.

L'appareil fonctionne à l'aide de la machine à vapeur de l'établissement; lorsque cette machine n'est pas en activité, le mouvement peut être produit par un homme tournant une manivelle. Dans ce cas, un indicateur très-simple, placé sous les yeux de celui-ci, lui fait voir à chaque instant s'il doit continuer ou modifier son mouvement.

Dans une première expérience, la commission, ayant voulu éprouver la puissance extractive du ventilateur, a obtenu pour résultat 2 mètres 70 centimètres cubes par chaque révolution. Ensuite, elle a fait brûler, sur un réchaud placé au milieu des salles, du papier salpêtré et du foin mouillé, une fumée épaisse s'est répandue partout ; le ventilateur a été alors mis en activité, et au bout de 15 minutes toute la fumée se trouvait évacuée des quatre salles mesurant 1134 mètres cubes. Pendant ces 15 minutes, le ventilateur a fait 800 révolutions, et, par conséquent, 2160 mètres cubes ont été extraits. Dans cet intervalle, la température n'a baissé que d'un degré centigrade.

Dans une seconde expérience, on a rempli les salles de fumée que l'on a cherché ensuite à dissiper par les moyens ordinaires; c'est-à-dire en ouvrant de grandes croisées placées en face l'une de l'autre. Malgré les courants sensibles qui se produisirent alors et 1 1/2 degré d'abaissement de température, au bout de 37 minutes, les salles ne se trouvèrent dégagées que d'une faible partie de la fumée. A cet instant les fenêtres furent fermées, et l'appareil de M. Van Hecke fut mis en activité ; 8 minutes suffirent pour la disparition complète de la fumée, sans abaissement nouveau de la température.

La commission a aussi recherché si des courants n'existaient pas, et elle a pu constater, au moyen d'une bougie allumée que l'on a promenée dans les salles et dont la flamme conservait une direction verticale, qu'il n'y en avait pas de sensible. On devait approcher la bougie à environ 20 centimètres des bouches d'aspiration pour obtenir une déviation de la flamme, et comme aucun ouvrier ne se trouvait à une aussi petite distance de ces ouvertures, il n'en résultait aucun inconvénient.

La commission a constaté que l'aérage des ateliers du *Moniteur* est très-satisfaisant lorsque le dynamomètre marque 1/8 de la force d'un homme, ce qui équivaut à 0, 3 mètres par seconde, ou 1080 mètres cubes par heure ; l'atelier étant occupé par 50 ouvriers, il en résulte que la quantité d'air renouvelé est, pour chaque ouvrier, de 21 1/2 mètres cubes par heure.

La commission s'est demandé si les avantages que présente le système examiné ne se trouvaient pas diminués par quelques inconvénients. La solution de cette question étant déjà dégagée de l'action des courants qui est insensible, il ne restait plus qu'à l'envisager sous le rapport de la dépense, de l'encombrement et de la difficulté de mise en œuvre des éléments combinés.

La dépense pourrait se réduire à celle de premier établissement, *laquelle ne doit pas être fort élevée*. Quant à l'encombrement et à la difficulté d'emploi, il a été reconnu que le système a été calculé et disposé de manière qu'on n'a perdu dans les ateliers aucun pied de terrain ni d'espace utile et que la simplicité des mouvements, l'indication exacte de la force employée, celle de la quantité d'air renouvelé dans un temps donné, constituent, sous tous les rapports, une combinaison très ingénieuse.

La commission conclut que le ventilateur, tel qu'il est établi dans les ateliers du ***Moniteur***, REMPLIT COMPLÈTEMENT SON BUT; elle est d'avis qu'il pourrait également s'appliquer avec succès dans les locaux de plus grande dimension que celui où elle l'a vu fonctionner, tels que fabriques, écoles, théâtres, hôpitaux, casernes, prisons, etc., et elle termine son travail en exprimant le vœu que des mesures soient prises pour rendre la ***ventilation*** OBLIGATOIRE ***dans tous les lieux destinés aux grandes réunions.*** »

(Ont signé) :

M. Vleminckx, inspecteur général du service de santé de l'armée, président de l'Académie de médecine;

M. Ed. Ducpétiaux, inspecteur général des prisons et établissements de bienfaisance ;

M. Sauveur, inspecteur général du service de santé civil;

M. André Uytterhoeven, chirurgien en chef de l'hôpital Saint-Jean, membre du conseil médical provincial ;

M. Schmidt, contrôleur général des travaux publics de la ville;

M. P.-N. de Villers, professeur des sciences à l'Université de Bruxelles, ***rapporteur***.

Extrait du COMPTE RENDU, publié par le gouvernement, des séances du Congrès général d'hygiène qui s'est réuni dernièrement à Bruxelles, et dans lequel étaient représentés la France, l'Angleterre, tous les États de l'Allemagne, la Hollande, l'Espagne, l'Italie, la Suède, le Brésil, le Danemark, la Suisse, etc., etc., etc.

Le Congrès général a formulé dans son programme la proposition suivante :

« Quelles sont les règles essentielles qui doivent présider à la

» ventilation des édifices publics et des habitations particulières,
» et quels sont les procédés qui paraissent susceptibles d'être
» spécialement recommandés à cet effet? »

Après avoir reconnu que la ventilation naturelle est ordinairement insuffisante dans les habitations privées, la commission du Congrès passe en revue les principaux procédés de ventilation artificielle qu'elle déclare *indispensable* dans tous les endroits clos, renfermant une population plus ou moins considérable, et elle conclut en ces termes :

« Parmi les procédés de ventilation par moyens mécaniques, on peut particulièrement citer ceux dont M. le docteur Van Hecke est l'inventeur, et dont il a fait des applications à Bruxelles et ailleurs.

» Les appareils de M. Van Hecke permettent de renouveler l'air vicié par de l'air pur de température différente selon les saisons, en calculant et réglant ce renouvellement, à volonté, suivant les besoins.

» Ces appareils opèrent en tout temps, avec le degré de force convenable pour rendre les locaux parfaitement sains, et sans que le renouvellement occasionne des courants d'air sensibles dans les salles. Ils fonctionnent à l'aide de bras ou d'un simple moteur à contre-poids. Dans le premier cas, la dépense de mise en œuvre est minime, dans le second elle est presque nulle. Il en est de même dans les établissements où existe une machine à vapeur. Ainsi les appareils que M. Van Hecke a appliqués aux ateliers du *Moniteur* n'ont pas coûté depuis l'installation un centime de frais au gouvernement.

» Le degré de refroidissement jugé nécessaire est obtenu, soit en laissant pénétrer l'air neuf directement dans les salles par des tuyaux spéciaux (au printemps et en automne), soit en obligeant cet air à parcourir d'abord les tuyaux d'aspiration refroidis par l'atmosphère du souterrain (en été). Un simple tour de clef suffit pour produire cette différence de résultat.

» ***L'économie notable qui résulte dans tous les cas de l'emploi de ce procédé, le peu de place qu'occupent les appareils, la simplicité du mouvement, l'indication exacte de la force employée, celle de la quantité d'air renouvelé dans un temps déterminé***, donnent au système du docteur Van Hecke l'avantage de pouvoir être utilement appliqué partout où on peut disposer, sans augmentation de dépenses, d'une force motrice (machine à vapeur,—poids moteur, — bras d'hommes, comme dans les prisons), et particulièrement dans les édifices publics offrant de grandes dimensions et où abondent les causes de viciation, comme théâtres, hospices et hôpitaux, etc. »

Le Congrès, désirant connaître plus en détail les procédés en présence, prit la résolution de publier un *appendice* dans lequel ne devaient être mentionnés que les appareils fonctionnant, ayant obtenu la sanction de l'expérience, avec indications précises et d'après des sources authentiques :

1° De la quantité d'air pur introduite *dans un temps donné* de jour et de nuit ;

2° Du degré de température obtenu en hiver et en été ;

3° De la dépense occasionnée non seulement par le premier établissement et d'entretien, mais encore par la ventilation d'hiver et d'été.

Cet *appendice* fait partie du volume qui vient d'être publié par le gouvernement. On y lit le passage suivant qui est concluant :

« En ce qui concerne les expériences pratiques et comparatives des appareils du docteur Van Hecke, leurs résultats constatés, les frais du premier établissement et d'entretien en hiver et en été, nous avons recueilli les renseignements suivants :

» Le ventilateur du docteur Van Hecke, employé comme moyen d'insufflation dans les fonderies métallurgiques, en Angleterre, a obtenu sur les ventilateurs, généralement en usage dans ce pays, un avantage de 180, 200 et 225 pour 100.

» Ce ventilateur, qui est un appareil de force, ne fonctionne qu'à l'aide de la vapeur ; il en est de même de ceux que l'inventeur applique à l'aérage des mines, etc.

» L'application des ventilateurs de petite dimension à bord des navires de la marine royale belge a démontré : 1° *que la force d'un homme suffit pour extraire tout l'air vicié de l'entrepont et de la cale de la goëlette* Louise-Marie *en trois minutes et dix-huit secondes* ; 2° *que la même force suffit pour insuffler une quantité d'air frais égale à toute la capacité du navire en trois minutes et vingt-quatre secondes* ; 3° que les deux appareils conjugués équivalent à *trente-deux* manches à vent telle que celle qui se trouve à bord de la *Louise-Marie*, lorsqu'il ne souffle qu'une faible brise ; 4° qu'ils offrent les avantages :

» A. *De produire un effet considérable* ;

» B. *De pouvoir produire cet effet pendant le calme, ce qui est impossible au moyen des manches à vent* ;

» C. *D'extraire l'air vicié des parties inférieures des navires, ou bien d'insuffler l'air frais s'il est nécessaire, tandis que les manches à vent ne produisent que ce dernier mode d'action, et encore faut-il que la brise souffle;*

» D. *De pouvoir procurer, en tout temps, une ventilation plus ou moins vive, à volonté.*

» Ces appareils ne coûtent aucun frais d'entretien ou de dépense particulière.

» L'appareil de premier ordre, appliqué au local de la Bourse (Société de Commerce de Bruxelles), comprend la ventilation et le chauffage combinés.

» L'effet de la ventilation est permanent, la nuit comme le jour, ainsi qu'on peut s'en assurer par le dynamomètre qui marque constamment la force de l'aérage, et par le compteur qui indique d'une manière précise la quantité d'air renouvelé dans un temps donné. Ce compteur marquait, le 20 décembre dernier, à midi, 2766220 révolutions opérées en 180 jours, soit 15368 révolutions en vingt-quatre heures. Dans cette somme ne sont pas compris l'effet obtenu par les deux grands lanterneaux du dôme, ni l'action produite par le moteur à contre poids, lequel marche pendant six à sept heures consécutives, et ne demande que deux minutes pour être remonté.

» Pendant la soirée (de sept heures à minuit) un ouvrier est chargé de régler les effets de la ventilation. En 180 jours, il a opéré 77004 révolutions, ce qui demande par soirée un travail de vingt minutes environ. Ce supplément d'action mécanique est nécessaire pour l'aérage du salon, en été comme en hiver.

» Les dépenses journalières de la ventilation, pendant toute l'année, se réduisent à la simple besogne de vingt minutes de travail, plus le chauffage en hiver.

» Cette dépense, qui est fort minime, suffirait de même pour des théâtres et autres lieux de réunion, où la ventilation n'est nécessaire que pendant la soirée ou une partie du jour.

» Dans les locaux de moindre dimension, tels que les écoles, salles d'asile, etc., renfermant une population de 50 à 100 élèves, les appareils n'occasionnent aucune dépense de ventilation pendant toute l'année et le coût du combustible brûlé ne s'élève pas à plus de 25 à 50 centimes par jour, même pendant les plus grands froids de l'hiver. »

UNIVERSITÉ DE LEYDE (Hollande).

Note insérée dans les journaux de Leyde et de Haarlem.

« C'est avec satisfaction que les soussignés, membres du bureau du club des étudiants de l'Université de Leyde, déclarent publiquement que le système du docteur Van Hecke, appliqué au club, a complétement répondu à leurs désirs. Ils rendent hommage à la grande intelligence de l'inventeur, et certifient qu'il a rendu un grand service à la Société (1).

(Ont signé) : J. H. Zilver Rupe, *président* ; P. F. Fontanas ; G. M. Blankenheim ; F. V. Meeuwen ; P. A. Fencking.

ÉTATS GÉNÉRAUX (Hollande).

Ventilation et chauffage de la salle des représentants à la Haye.

Monsieur le docteur Van Hecke,

La commission, composée de Messieurs Delprat, général-major du génie ; Mackay, Wintgens, Van Rheenen, représentants et Veegens, greffier de la chambre, a déposé son rapport. Je suis heureux de vous informer que vos appareils ont été approuvés et reçus à l'unanimité.

Ce succès est d'autant plus flatteur pour vous que, d'après les relevés faits, on a pu constater une notable économie de combustible sur l'ancien mode de chauffage qui avait, en outre, l'inconvénient d'indisposer tout le monde.

Janvier 1859.

(Signé) : Rose,
Architecte en chef de l'Etat.

(1) La salle de réunion a 18 mètres de longueur sur 7 de largeur. Il s'y réunit journellement jusqu'à 200 fumeurs, et la fumée produite empêche de *voir* non seulement d'un bout à l'autre de la salle, mais à quelques mètres de distance, malgré les nombreux becs de gaz qui s'y trouvent. Depuis l'installation des appareils de chauffage et de ventilation du docteur Van Hecke, le local se trouve complètement débarrassé de la fumée, et l'air qu'on y respire ne laisse rien à désirer.

MINISTÈRE DE LA MARINE ET DES AFFAIRES ÉTRANGÈRES.

(BELGIQUE).

On lit dans l'*Indépendance belge*, du 1er janvier 1850 :

« Nous avons reproduit hier les conclusions du rapport de la commission qui a examiné les appareils ventilateurs du docteur Van Hecke appliqués au navire *la Louise-Marie*. Nous apprenons aujourd'hui que l'administration de la marine a été très-satisfaite du résultat des expériences et qu'elle a commandé immédiatement deux appareils semblables pour le navire le *Duc-de-Brabant* (1).

Nous apprenons, en outre, que M. le docteur Van Hecke vient de recevoir de M. le ministre des affaires étrangères des lettres d'introduction pour MM. les ministres de Belgique, à Paris, à Londres et à La Haye, et dans lesquelles M. le ministre des affaires étrangères déclare que le nouvel appareil a pleinement répondu à l'attente de l'administration et aux promesses de l'inventeur. »

MAGNANERIES.

Effets obtenus par l'application du système du docteur VAN HECKE.

« Soumières (Gard), le 5 mai 1858.

Monsieur,

J'ai dû attendre jusqu'à ce jour pour pouvoir vous parler de l'effet produit par les appareils de chauffage et de ventilation que vous avez établis dans ma Magnanerie.

Dans ce moment, mes vers à soie sont sortis de leur troisième maladie; ils ont tous un air de *santé magnifique*, tandis que les vers de même qualité, chez mes voisins, ont un *aspect pitoyable*. Les miens mangent très-bien, et les leurs sont sans appétit et sans vigueur.

---

(1) L'application du système a été faite, en 1859, par ordre du gouvernement russe, à bord du *yacht* particulier de S. M. l'Empereur et de la *Swetlana*, nouvelle frégate à vapeur de 60 canons.

Cette expérience comparative démontre que les vers à soie ont, aussi bien que les hommes, besoin d'air pur, pour se développer et n'être pas malades.

Je me félicite donc d'avoir eu recours à votre système, et si je rencontre M. Guérin-Méneville ou M. Quatrefages, je serai bien aise de leur faire connaître les résultats que j'ai obtenus.

J'oubliais de vous dire que dans la crainte de rencontrer de mauvaise graine, j'en ai pris vingt onces de trois qualités différentes ; tous les vers marchent admirablement, et cependant il est impossible d'admettre que les graines n'étaient pas, en partie du moins, malades comme presque partout.

Une chose m'a embarrassé seulement, je n'avais des feuilles que pour huit onces environ, et j'ai été obligé d'en acheter une provision que j'ai payée à 3 fr. le quintal.

Mille pardons, mon cher monsieur, de vous entretenir aussi longuement au milieu de vos nombreuses occupations. Vous comprendriez cela si vous pouviez vous faire une idée de l'extrême importance qui se rattache à cette question. Encore un mot avant de finir.

J'ai remarqué que dans le haut de la magnanerie, la chaleur était plus grande que dans le bas. Du reste, vous m'en aviez prévenu, en me disant *que cette température se nivellerait d'autant plus que la ventilation serait plus active*. Voici ce que j'ai constaté : hier, il y avait en haut 23°, et au bas 19°. Aujourd'hui, il y a eu 21° en haut et 20° au bas, parce que j'ai ordonné de tourner la manivelle *avec une vitesse plus grande, et que j'ai ouvert totalement les bouches inférieures des canaux de sortie*, pour que l'air puisse s'écouler mieux. J'ai été très-satisfait de cette nouvelle expérience.

A mon prochain retour à Paris, j'aurai à vous entretenir d'une idée qui m'est venue ; vous me direz s'il ne serait pas possible de faire marcher le ventilateur avec une petite locomobile, ou machine à vapeur d'un quart de cheval de force, à peu près. Cela me donnerait une ventilation plus efficace, plus régulière, et ne coûterait que peu de chose comme dépense journalière ; mais je tiens à vous consulter avant tout.

Agréez, etc.

(Signé) Ve E. Griolet. »

COMPTE RENDU de M. CH. DE LEUTRE.

Nous sommes certains que les détails que nous allons donner sur la découverte nouvelle de M. le docteur Van Hecke seront lus avec un vif intérêt; c'est une de ces inventions bienfaisantes qui ont pour résultat de prolonger la vie humaine.

Ce qui abrège les jours et rapproche la tombe du berceau, c'est moins le climat, la température, que le dénuement, le manque de soins hygiéniques et les privations. La statistique mortuaire en offre la preuve évidente. A Berlin, par exemple, la vie moyenne des riches est de 50 ans, celle des pauvres 32 ans. A Genève, la vie moyenne des riches est de 20 ans supérieure à celle des pauvres.

C'est à l'hygiène publique à donner des préceptes pour la construction et la salubrité des villes, des hôpitaux, des prisons, à tracer les lois sanitaires qui peuvent préserver le pays des épidémies..., etc.

La plus impérieuse de ces lois, la première de toutes, c'est de l'air pur. Il faut que cet aliment de la vie pénètre dans la poitrine de tous; il faut que les organes de la respiration de l'habitant de la ville puissent se soulever, se dilater librement. A qui n'est-il pas arrivé, quittant l'atmosphère épaisse des villes pour l'air pur et parfumé des champs, de respirer à longs traits ces effluves bienfaisantes qui nous apportent un bien-être inexprimable, dont la raison est tout simplement l'absorption d'une plus grande quantité d'oxigène et la transformation d'une plus grande quantité de sang veineux en sang artériel.

On savoure alors cet air pur avec les mêmes délices qu'une liqueur agréable et rafraîchissante lorsque l'on est altéré; la satisfaction que l'on éprouve se traduit dans l'attitude que l'on prend. On se redresse alors, on lève la tête, on rejette les épaules en arrière, on dégage le plus possible la poitrine pour qu'elle puisse se soulever en pleine liberté.—Tout le monde le comprend; on n'a pas besoin d'être médecin ni savant pour cela.

Lorsque les chimistes eurent reconnu la composition de l'air, la première application qu'ils firent de cette découverte, ce fut l'analyse de l'air des salles de spectacle et des salles d'hôpitaux.

Je ne répéterai pas des calculs connus pour déterminer la quantité d'oxigène qu'un homme consomme, calculs qui varient selon les circonstances, car l'homme sain, en repos, ne consomme pas autant que le menuisier qui rabotte avec ardeur, que le forgeron qui frappe à coups redoublés. L'homme malade a des aspirations plus ou moins réitérées, plus ou moins pleines que l'homme en santé.

Sachez donc que les poumons sont encore plus exigeants que l'estomac ; et si celui-ci peut quelquefois attendre des aliments, les autres exigent impérieusement un air pur et qui ne soit pas infecté par les effluves que l'air expiré emporte toujours avec lui. Si vous ne satisfaites pas aux exigences des poumons, sachez que la phthisie aura bientôt conduit douloureusement le travailleur au tombeau. Et c'est là, en effet, le triste spectacle que la société a sous les yeux.

Donnez du pain si vous le pouvez, mais l'air ne vous coûte rien, et si la nature le prodigue aux plantes, ne le refusez pas à l'homme.

Ces graves questions d'hygiène publique ont été traitées d'une manière approfondie dans le sein du congrès général d'hygiène qui s'est réuni dernièrement à Bruxelles. Tous ces savants, venus, au nombre de plus de trois cents, de tous les points du monde, ont agité toutes ces grandes questions que les assemblées politiques ont trop souvent le tort de négliger. Ils ne se sont pas occupés du bonheur de tel peuple au détriment des autres, mais de proclamer des vérités partout et dont la connaissance doit profiter à tous. Ils n'ont pas eu la prétention de faire des lois, ils ont seulement signalé les lois que personne n'a faites, que l'humanité viole sans cesse, quoiqu'elle ne les viole jamais impunément, et dont la connaissance et la pratique peuvent seules donner la santé, la richesse et l'accord.

On connaît le système du docteur Van Hecke et les heureux effets qu'on en obtient dans les hôpitaux, etc. Son utilité ne se borne pas là.

Un des appareils les plus ingénieux et les plus intéressants est celui qui fonctionne dans les offices de l'hôtel de l'Univers, Longue rue Neuve. M. Van Hecke a appliqué la ventilation à la conservation de la viande. Pendant les plus fortes chaleurs, grâce à une ventilation active, on conserve la viande parfaitement saine pendant dix à douze jours ; il résulte de là qu'elle a un goût exquis, parce qu'on n'est jamais forcé de la manger trop fraîche.

Grâce à l'application de ce système à la conservation des viandes de boucherie, il sera facile désormais de conserver les viandes dans tous les temps, non-seulement dans les régions froides ou tempérées, mais dans les climats les plus chauds.

L'essai fait à l'hôtel de l'*Univers* ne peut laisser aucun doute sur l'utilité de cette application à tous les établissements publics, tels qu'abattoirs, boucheries, hôtels, etc.

Si donc, comme tout nous porte à le croire, la commission spéciale nommée par le gouvernement constate, par un acte public, à quel point les appareils mécaniques du docteur Van Hecke sont *puissants*, *économiques* et *faciles à appliquer*, toute incertitude ou hésitation dans le choix à faire entre les divers systèmes belges et étrangers aura disparu, et le pays entier, il faut l'espérer, n'offrira bientôt plus un seul lieu public, aucun lieu de réunion, de quelque nature qu'il soit, où (pour nous servir de l'expression énergique du Congrès hygiénique), *l'air se vicie et s'altère au point de se transformer en poison des plus dangereux pour tous ceux qui le respirent.*

EXTRAIT de l'INDÉPENDANCE BELGE.

Lors de sa réunion, le Congrès général d'hygiène s'est longuement occupé de ce qui concerne la ventilation des édifices publics et des habitations particulières. Parmi les systèmes qui ont surtout fixé l'attention du Congrès se range, en première ligne, celui du docteur Van Hecke, basé sur une procédé mécanique d'une remarquable simplicité.

L'invention du docteur Van Hecke a, depuis quelques années, reçu diverses applications. A chaque expérience, *l'inventeur a amélioré ses moyens d'aérage et l'on peut affirmer qu'il est arrivé aujourd'hui à des résultats qui dépassent tout ce qui a été tenté, en cette matière, dans n'importe quel pays.*

EXTRAIT de LA PRESSE.

Un système de ventilation très-simple, à bas prix, occupant peu de place, avec cela très-énergique et dont on pourrait activer ou modérer l'action, suivant les circonstances et les besoins;

Un système d'aérage dont l'application ne serait pas limitée aux grands établissements publics ou privés, aux théâtres, aux palais, aux casernes, aux hôpitaux, qu'on pourrait établir partout, dans toutes les écoles, dans tous les ateliers, dans les maisons les plus modestes; dont l'ouvrier profiterait comme le riche... Ah! l'utile, la bienfaisante, la morale innovation ! Combien de progrès s'annoncent à grands fracas et n'ont pas l'importance qu'aurait celui-là ! L'air pur mis en abondance à la portée de tout le monde, l'air démocratisé ! l'air, la moitié de l'étoffe dont la santé est faite !

On croit assez communément qu'une ventilation insuffisante n'a de conséquences funestes que dans les édifices où les hommes sont réunis en grand nombre. C'est une erreur. Ecoutons sur ce point un hygiéniste célèbre :

« Ce qu'un local public est aux agglomérations humaines, dit M. Michel Lévy (1), l'habitation privée l'est à un seul individu ; mêmes causes, mêmes effets, bornés seulement dans leur propagation : dans le premier cas, épidémie ; dans le second, affection sporadique ou de famille. Un seul homme, une famille s'expose autant à résider dans un logement trop étroit, mal aéré, qu'à se mêler à la foule qui emplit de son méphytisme un vaste local. »

« La fièvre typhoïde prend naissance dans les chambrées des casernes, où couchent un nombre disproportionné de militaires ; elle sévit alors par épidémie régimentaire. Elle se produit également chez l'habitant isolé d'une pièce étroite et mal aérée. C'est ce qui résulte des relevés faits par M. Piorry, et qui portent non-seulement sur ses propres observations, mais encore sur celles de MM. Bouillaud, Andral, Chomel, Louis, etc. »

« Richerand s'est assuré que les scrofuleux reçus à l'hôpital Saint-Louis provenaient presque tous des quartiers de Paris où les ouvriers vivent entassés dans des logements étroits. »

« D'après les recherches de M. Lombard, les professions sédentaires qui s'exercent dans les locaux étroits et fermés sont une cause fréquente de phthisie, etc. »

Nous pourrions multiplier ces exemples à l'infini. Qu'on juge, après cela, de l'utilité d'un système d'aérage qui peut, sans aucune difficulté, s'introduire dans les habitations particulières aussi bien que dans les établissements publics.

(1) *Traité d'hygiène publique et privée*, t. 1, p. 640.

TABLE DES MATIÈRES.

Paris. — Imprimerie de E. Brière, rue Saint-Honoré, 257.

www.ingramcontent.com/pod-product-compliance
Lightning Source LLC
LaVergne TN
LVHW020036170826
845678LV00001B/277

* 9 7 8 2 3 2 9 6 9 6 0 1 0 *